# Hygiene in Kindertagesstätten

Ronald Giemulla ·
Sebastian Schulz-Stübner

# Hygiene in Kindertagesstätten

Fragen und Antworten

2. Auflage

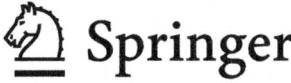

Ronald Giemulla
Zentrum für Hygiene im
Gesundheitswesen
Detmold, Nordrhein-Westfalen
Deutschland

Sebastian Schulz-Stübner
Deutsches Beratungszentrum für
Hygiene (BZH GmbH)
Freiburg, Deutschland

ISBN 978-3-662-60827-2     ISBN 978-3-662-60828-9  (eBook)
https://doi.org/10.1007/978-3-662-60828-9

Die Deutsche Nationalbibliothek verzeichnet diese Publikation in der Deutschen Nationalbibliografie; detaillierte bibliografische Daten sind im Internet über http://dnb.d-nb.de abrufbar.

© Springer-Verlag GmbH Deutschland, ein Teil von Springer Nature 2015, 2020
Das Werk einschließlich aller seiner Teile ist urheberrechtlich geschützt. Jede Verwertung, die nicht ausdrücklich vom Urheberrechtsgesetz zugelassen ist, bedarf der vorherigen Zustimmung des Verlags. Das gilt insbesondere für Vervielfältigungen, Bearbeitungen, Übersetzungen, Mikroverfilmungen und die Einspeicherung und Verarbeitung in elektronischen Systemen.
Die Wiedergabe von allgemein beschreibenden Bezeichnungen, Marken, Unternehmensnamen etc. in diesem Werk bedeutet nicht, dass diese frei durch jedermann benutzt werden dürfen. Die Berechtigung zur Benutzung unterliegt, auch ohne gesonderten Hinweis hierzu, den Regeln des Markenrechts. Die Rechte des jeweiligen Zeicheninhabers sind zu beachten.
Der Verlag, die Autoren und die Herausgeber gehen davon aus, dass die Angaben und Informationen in diesem Werk zum Zeitpunkt der Veröffentlichung vollständig und korrekt sind. Weder der Verlag, noch die Autoren oder die Herausgeber übernehmen, ausdrücklich oder implizit, Gewähr für den Inhalt des Werkes, etwaige Fehler oder Äußerungen. Der Verlag bleibt im Hinblick auf geografische Zuordnungen und Gebietsbezeichnungen in veröffentlichten Karten und Institutionsadressen neutral.

Fotonachweis Umschlag: © shutterstock.com/g/Kzenon
Umschlaggestaltung: firedhelm steinen-broo Berlin

Planung/Lektorat: Anna Kraetz
Springer ist ein Imprint der eingetragenen Gesellschaft Springer-Verlag GmbH, DE und ist ein Teil von Springer Nature.
Die Anschrift der Gesellschaft ist: Heidelberger Platz 3, 14197 Berlin, Germany

# Vorwort

Dieses Buch soll pädagogischen Fachkräften, Auszubildenden, Fachberatern, Vorständen in Tageseinrichtungen für Kinder, aber auch interessierten Eltern das aktuelle Wissen der Infektionsprävention in verständlicher Form vermitteln. Durch das Frage-Antwort-System ist es sowohl für die erste Auseinandersetzung mit hygienischen Themen im Rahmen der Ausbildung von pädagogischen Mitarbeitern als auch als Repetitorium für in der Hygiene und Infektionsprävention erfahrene Fachkräfte geeignet. Neben den klassischen hygienischen Bereichen wie Händehygiene, Reinigung und Desinfektion werden auch Aspekte der wichtigsten Kinderkrankheiten mit Symptomen, Maßnahmen in der Einrichtung, Therapie und Impfprävention behandelt. Ausgewählte Checklisten, die für die Praxis relevant sind, sowie die wichtigsten Regeln der ersten Hilfe unter hygienischen Aspekten runden das Buch ab und machen es zu einem Nachschlagewerk für bestimmte Fragestellungen. Unser besonderer Dank gilt Herrn Ulrich Flury für die Erstellung der Zeichnungen in diesem Buch. Wir danken weiterhin allen Mitarbeiterinnen und Mitarbeitern von Kindertageseinrichtungen, die mit ihren Fragen zur Hygiene einen wesentlichen Anteil am Entstehen dieses Buches hatten und wünschen den Leserinnen und Lesern viel Spaß – auch bei der Bearbeitung von manchmal eher „trockenen" Themen. Für die zweite Auflage haben wir daher noch die Kapitel Fallbeispiele und Fragen zum Selbsttest eingefügt sowie den Serviceteil erweitert.

R. Giemulla
S. Schulz-Stübner

# Inhaltsverzeichnis

1 Krankheitserreger, Infektionsquellen und Übertragungswege..................... 1

2 Grundlagen der Prävention: Händehygiene...... 7

3 Grundlagen der Prävention: Reinigung und Desinfektion........................... 19

4 Allgemeine Hygienefragen.................... 25

5 Checklisten zur Eigenkontrolle – Grundlegende Maßnahmen in der KITA........ 31

6 Lebensmittelhygiene......................... 43

7 Schädlingsprophylaxe und -bekämpfung........ 59

8 Checklisten zur Eigenkontrolle – Maßnahmen in der KITA-Küche.............. 61

9 In die Kita oder zum Arzt – Die wichtigsten Kinderkrankheiten: Symptome, Maßnahmen in der Einrichtung, Therapie und Impfprävention........................ 71

10 Was ist bei der Ersten Hilfe unter hygienischen Aspekten zu beachten?........... 85

| | | |
|---|---|---|
| **11** | **Die empfohlenen Impfungen** .................. | 91 |
| **12** | **Fallbeispiele** .............................. | 93 |
| **13** | **Fragen zum Selbsttest: Was ist die richtige Antwort?** ................................. | 99 |

**Anhang**......................................... 103

**Weiterführende Internetseiten**.................... 125

**Stichwortverzeichnis**............................ 127

# Über die Autoren

**Ronald Giemulla** ist beim Zentrum für Hygiene im Gesundheitswesen, ZHG, in Detmold tätig. Er ist staatlich geprüfte Hygienefachkraft und Qualitätsbeauftragter im Gesundheits- und Sozialwesen.

**PD Dr. med. Sebastian Schulz-Stübner** ist ärztlicher Leiter des Deutschen Beratungszentrums für Hygiene, BZH GmbH, in Freiburg. Er ist Facharzt für Hygiene und Umweltmedizin, Facharzt für Anästhesiologie mit den Zusatzqualifikationen Intensiv- und Notfallmedizin, spezielle Schmerztherapie, Psychotherapie und ärztliches Qualitätsmanagement.

# Krankheitserreger, Infektionsquellen und Übertragungswege

1. **Welche Erreger sind bei Kindern häufig für Infektionen verantwortlich?**
   Einerseits sind es die typischen Erreger der Kinderkrankheiten wie Mumps, Masern, Röteln, Windpocken, Scharlach und Ringelröteln. Anderseits nehmen Durchfallerkrankungen, ausgelöst durch Noro- oder Rotaviren (Abb. 1.1), Infektionen der oberen Luftwege und Bindehautentzündungen durch Adenoviren zu.
2. **Warum sind Kinder für Infektionen anfälliger?**
   – Anatomische Besonderheiten, z. B. ist das Mittelohr noch nicht optimal belüftet und damit anfälliger
   – Unreife des Immunsystems
   – Ggf. vorhandene chronische Erkrankungen und dauerhaft einzunehmende Medikamente
   – Typisches Sozialverhalten der Kinder, sprich enge und häufige Körperkontakte beim Spielen
   – Entwicklungspsychologische Gegebenheiten wie die „Hand-Mund-Einheit" (alles anfassen und in den Mund nehmen)
   – Noch nicht vorhandener Impfschutz
3. **Was ist eine Infektionskette?**
   Eine Infektionskette bezeichnet den Weg des Erregers einer Infektion und besteht aus der Infektionsquelle, dem Übertragungsweg und dem Empfänger, der wiederum selbst zu einer neuen Infektionsquelle werden kann.

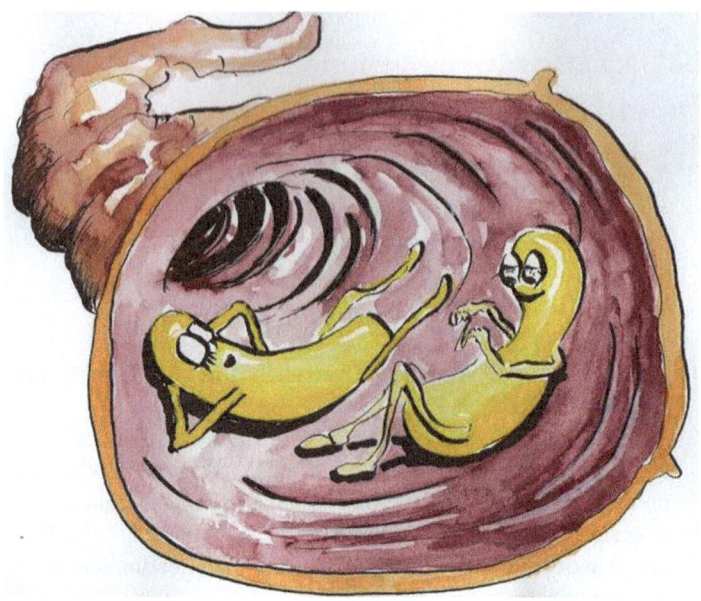

**Abb. 1.1** Bei den Durchfallerregern gehören Noro- und Rotaviren zu den häufigsten Auslösern. (Zeichnungen: Ulrich Flury, Freiburg, © Deutsches Beratungszentrum für Hygiene, BZH, GmbH)

▶ Fehlt eine dieser Komponenten kommt es nicht zu einer Infektion, d. h. die Infektionskette wird unterbrochen.

4. Was können typische Infektionsquellen sein? (Tab. 1.1)

**Tab. 1.1** Mögliche Infektionsquellen

| Der Mensch | Die Umgebung z. B | Die Tierwelt z. B |
|---|---|---|
| Kinder<br>Mitarbeiter<br>Eltern, Großeltern, Geschwister | Schmutz, Staub<br>Wasser, Lebensmittel<br>Lüftungstechnik, die nicht gewartet wird | Zecken<br>Mücken<br>Läuse<br>Ratten |

5. **Auf welchem Weg können Krankheitserreger in Kitas übertragen werden?**
Vorwiegend werden Krankheitserreger über den **direkten Kontakt der Hände übertragen** (Abb. 1.2). Insbesondere bei Tätigkeiten, mit erregerhaltigem Material wie Körperflüssigkeiten oder Ausscheidungen, z. B. Blut, Urin oder Stuhl. Durch anschließendes, meist unbewusstes Berühren von Mund und Lippen können die Keime dann über die Schleimhäute in den Körper gelangen. Wenn der Kontakt zuerst über Gegenstände wie Spielzeug oder Türklinken, die mit Erregern behaftet sind, stattfindet, spricht man von einer **indirekten Kontaktinfektion,** wobei der Gegenstand als **Vektor** fungiert.

Es ist den Keimen allerdings egal, ob sie direkt in den menschlichen Körper gelangen oder einen Umweg über die Türklinke

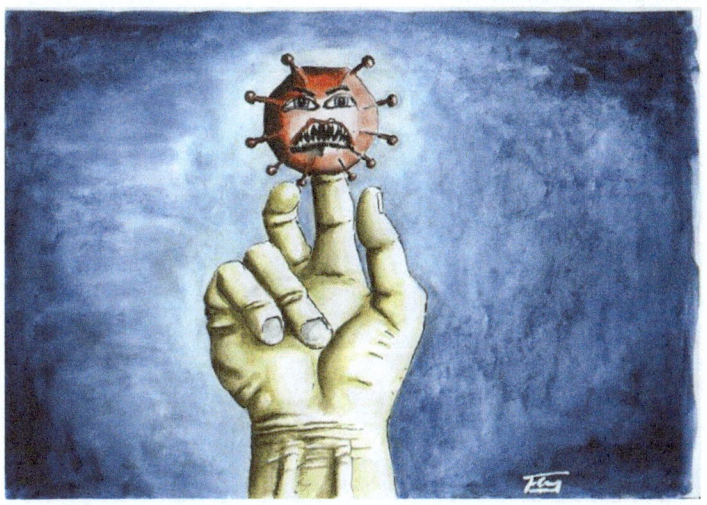

**Abb. 1.2** Die Hände sind das häufigste Transportmittel für Keime. (Zeichnungen: Ulrich Flury, Freiburg, © Deutsches Beratungszentrum für Hygiene, BZH, GmbH)

nehmen. Viele Krankheitserreger können recht lange auf Gegenständen überleben. Aber sie können sich nicht selber von A nach B fortbewegen, sie benötigen Transportmittel wie unsere Hände. Unsere Hände stehen somit an erster Stelle bei der Übertragung von Krankheitserregern und das nicht nur in Kitas.

Ein weiterer typischer Übertragungsweg ist die **Tröpfcheninfektion**, z. B. beim Husten oder Niesen (Abb. 1.3). Auf diesen Weg werden vor allem Erreger der Masern, Röteln, Windpocken und Influenza übertragen.

Auch Wasser kann ein Übertragungsweg sein. Auf diesem Weg können Legionellen und andere Feucht- und Pfützenkeime übertragen werden.

Als Infektionsquelle in Kitas spielt Wasser in Deutschland aufgrund der hohen Trinkwasserqualität und engmaschiger Kontrollen bisher keine wesentliche Rolle. Lebensmittel dagegen stehen regelmäßig im Fokus und sind typische Infektionsquellen z. B. von Salmonelleninfektionen und anderen lebensmittelbedingten Durchfällen.

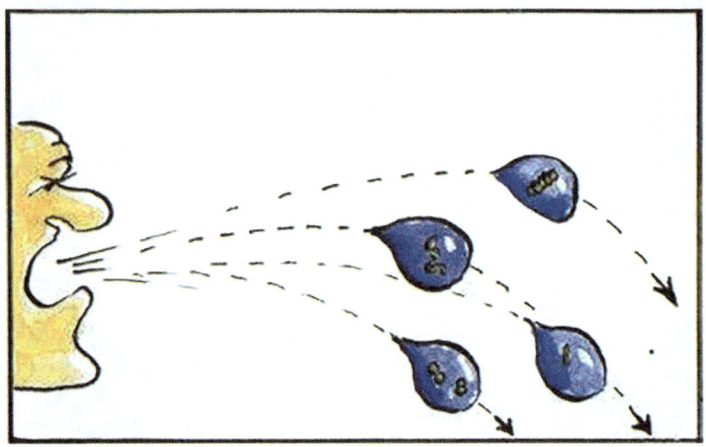

**Abb. 1.3** Die Tröpfcheninfektion spielt für Atemwegserkrankungen eine wichtige Rolle. (Zeichnungen: Ulrich Flury, Freiburg, © Deutsches Beratungszentrum für Hygiene, BZH, GmbH)

Infektionserreger wie z. B. Hepatitis B-Viren können auch über kleinste, kaum sichtbare Verletzungen der Haut an den Händen oder Unterarmen, bei der Erstversorgung von blutenden Wunden übertragen werden.

Die Übertragung von Kopfläusen wird durch den engen Körperkontakt zwischen den Köpfen der Kinder begünstigt.

# Grundlagen der Prävention: Händehygiene 2

▶ Zur Vorbeugung von Übertragungen von Keimen ist die Händehygiene die entscheidende Maßnahme.

Zur Händehygiene gehören das Händewaschen, die Händedesinfektion entsprechend der Vorgaben im Hygiene- und Desinfektionsplan, die gezielte Anwendung von Einmalhandschuhen und nicht zu vergessen die Hautpflege nach Hautschutzplan bei Arbeitsbeginn/-ende, in den Pausen und zusätzlich bei Bedarf.

1. **Wie werden die Hände richtig gewaschen?**
   Zuerst die Hände mit sauberem Wasser nass machen, erst dann folgt der Griff zur Flüssigseife aus dem Spender. Keine Stückseife verwenden! Alle Handflächen, Fingerzwischenräume, Fingernägel und -kuppen müssen gründlich eingeschäumt und gesäubert werden. Nach dem Abspülen werden die Hände sorgfältig mit einem sauberen Einmaltuch (Papierhandtuch) oder personengebunden

Handtuch abgetrocknet. Im Hygieneplan ist festzulegen, in welchen Abständen die personengebundenen Handtücher gewaschen werden (z. B. wöchentlich oder 2 x die Woche). Gemeinschaftshandtücher sind obsolet. **Im Küchenbereich sind generell Einmaltücher (Papierhandtücher) zu verwenden.**

2. **Wann sollten Mitarbeiter die Hände waschen?**
   – Zum Arbeitsbeginn,
   – vor dem Essen,
   – bei Verschmutzung,
   – nach Toilettenbenutzung,
   – nach Tierkontakt.

3. **Wann sollten Kinder die Hände waschen?**
   – Morgens nach dem Ablegen der Straßenkleidung und vor Betreten der Gruppenräume,
   – nach dem Spielen,
   – vor dem Essen,
   – bei Verschmutzung,
   – nach Toilettengang,
   – nach Tierkontakt.

4. **Erreiche ich eine höhere Sicherheit durch eine Händedesinfektion, als wenn ich mir nur die Hände wasche?**
   Ja, die hygienische Händedesinfektion ist eine der wichtigsten, wirksamsten und preiswertesten vorbeugenden Maßnahmen, um Infektionsketten zu unterbrechen und somit Infektionen vorzubeugen.
   Sie ist deutlich wirksamer als das Händewaschen. In Zahlen ausgedrückt: Eine durchschnittliche Ausgangskeimzahl auf ihrer Hand beträgt ca. **10.000.000 Keime**. Durch das Händewaschen werden diese auf **100.000 Keime** reduziert. Durch die Händedesinfektion wird die Anzahl der Keime auf **100** reduziert!

5. **Wie wird eine Händedesinfektion durchgeführt, worauf ist zu achten** (Abb. 2.1)**?**
   Ausreichende Menge eines alkoholischen Desinfektionsmittels unverdünnt in die trockenen, hohlen Hände geben,

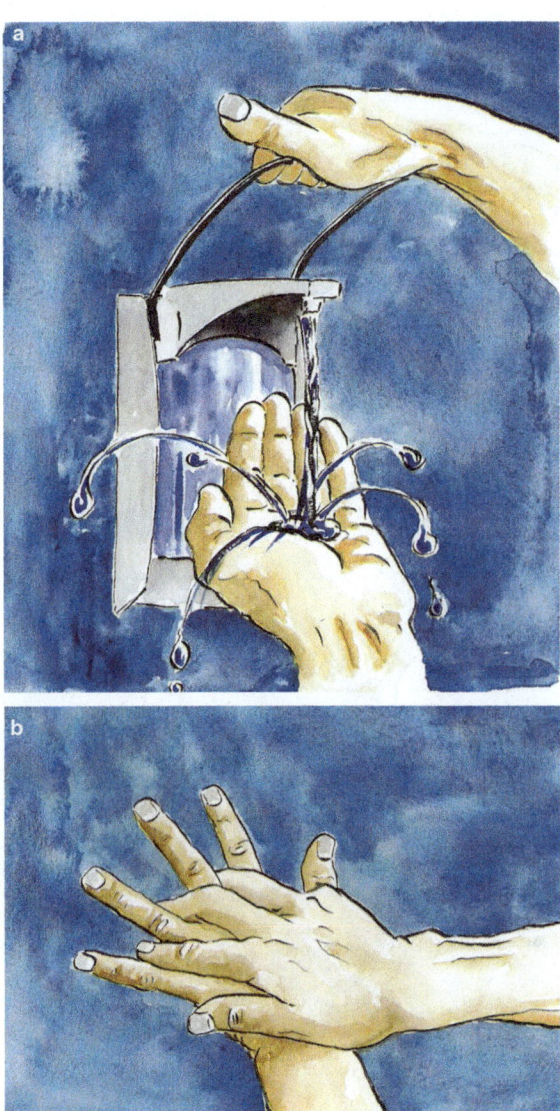

**Abb. 2.1 a–f** So werden die Hände richtig desinfiziert. (Zeichnungen: Ulrich Flury, Freiburg, © Deutsches Beratungszentrum für Hygiene, BZH, GmbH)

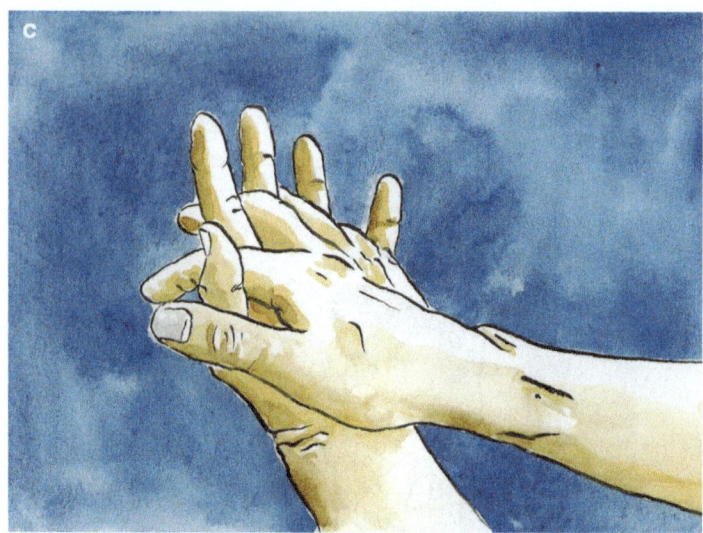

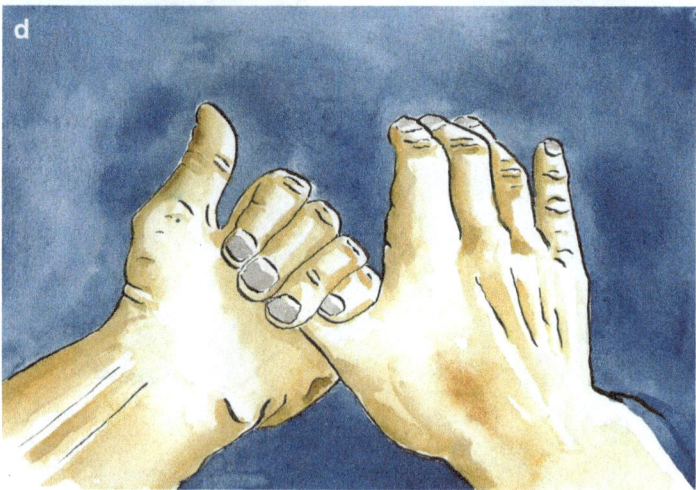

**Abb. 2.1** (Fortsetzung)

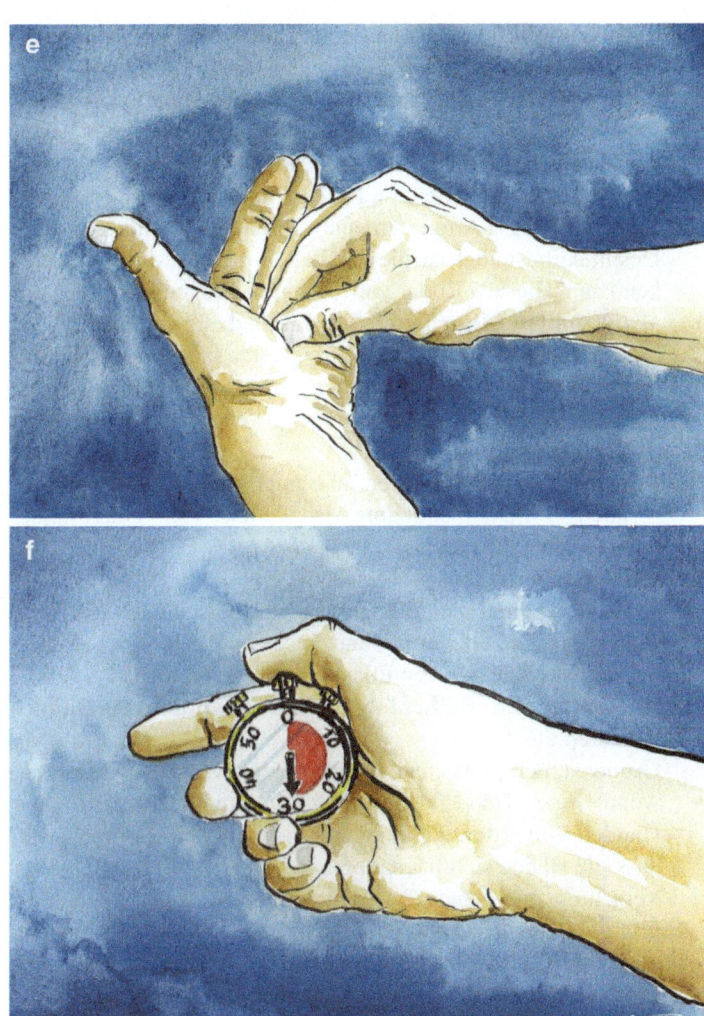

**Abb. 2.1** (Fortsetzung)

sodass alle Areale der Hände satt mit dem Präparat benetzt werden können. Händedesinfektionsmittel sorgfältig über 30 s in die Hände einreiben, damit alle Hautpartien, also auch Fingerkuppen, Daumen, Fingerzwischenräume und Falten der Handinnenflächen, erfasst werden. Voraussetzung für eine korrekte Händedesinfektion ist, dass man Schmuck wie Ringe (auch Ehering), Armreifen und Uhren ablegt, da sonst das Desinfektionsmittel an diesen Stellen nicht ausreichend wirken kann. Hier die Bilder von 2.1 bitte einfügen!

6. **Wann sollten Mitarbeiter die Hände desinfizieren?**
   – Nach Kontakt mit Körperflüssigkeiten, auch wenn Schutzhandschuhe getragen wurden (z. B. nach dem Windeln, Hilfestellung beim Toilettengang, Versorgung von blutenden Wunden),
   – nach Reinigungsarbeiten im Sanitärbereich,
   – nach Toilettenbenutzung in Zeiten von Durchfallerkrankungen,
   – nach Schmutzwäscheversorgung
   – nach Arbeiten mit Geflügel, rohem Fleisch und Gemüse,
   – vor Speisenzubereitung und Speisenverteilung,
   – vor dem Anlegen von Pflastern und Verbänden.

7. **Wie sieht die Reihenfolge beim Desinfizieren/Händewaschen aus?**
   Grundsätzlich kann man auf das Händewaschen verzichten, wenn eine Händedesinfektion durchgeführt wird. Die Händedesinfektion allein ist ausreichend. Voraussetzung ist, dass die Hände sichtbar sauber sind.
   Verschmutzte Hände werden zunächst gewaschen und gründlich abgetrocknet. Erst nach dem Abtrocknen kann das alkoholische Händedesinfektionsmittel optimal wirken.

8. **Wodurch entstehen Hautprobleme?**
   Tägliche Strapazen wie Kälte, trockene Raumluft, häufiger Kontakt mit Wasser, dauerhaftes Tragen von Schutzhandschuhen und gleichzeitiges Anwenden von Händedesinfektionsmittel und Händewaschen, ohne die Hände nach dem Waschen

richtig abzutrocknen, entziehen der Haut Fette und Feuchtigkeit. In der Folge können Hautprobleme an den Händen wie Rötungen und Risse, vor allem in den Wintermonaten, entstehen.

▶ Mitarbeiter mit Hautdefekten an den Händen sollten den Betriebsarzt konsultieren, um die Ursache der Hautirritation untersuchen zu lassen und Abhilfe zu schaffen. Auch die Berufsgenossenschaft bietet hier in speziellen Beratungsstellen Hilfestellung.

9. **Wie können Hautschäden vorgebeugt werden?**
Durch regelmäßiges eincremen der Hände mit einer pflegenden Handcreme. Schutzhandschuhe nicht ständig tragen und nur auf trockener Haut anziehen. Desinfektionsmittel nur in absolut trockene Hände einreiben. Händewaschen und Desinfizieren nicht in einem Arbeitsgang durchführen.

10. **Was ist bei der Anwendung von Einmalschutzhandschuhen zu beachten?**
Einmalschutzhandschuhe dürfen nur auf sauberer, trockener Haut angezogen und nicht ständig getragen werden. Sie sind nur dann zu benutzen, wenn es unbedingt erforderlich ist, z. B. bei Kontakt mit Körperflüssigkeiten oder bei Reinigungsarbeiten.

11. **Warum muss ich mir die Hände desinfizieren, nachdem ich die Handschuhe ausgezogen habe?**
Der Handschuh bietet einen relativen Schutz, macht aber eine Händedesinfektion nach Arbeiten mit Kontakt zu Körperflüssigkeiten nicht überflüssig (Abb. 2.2). In verschiedenen Untersuchungen konnten bis zu 30 % der auf den Handschuh aufgetragenen Keime wieder auf der Haut nachgewiesen werden. Ursache sind nicht sichtbare Löcher und die (häufig unvermeidliche) Kontamination der Hände beim Ausziehen der Handschuhe.

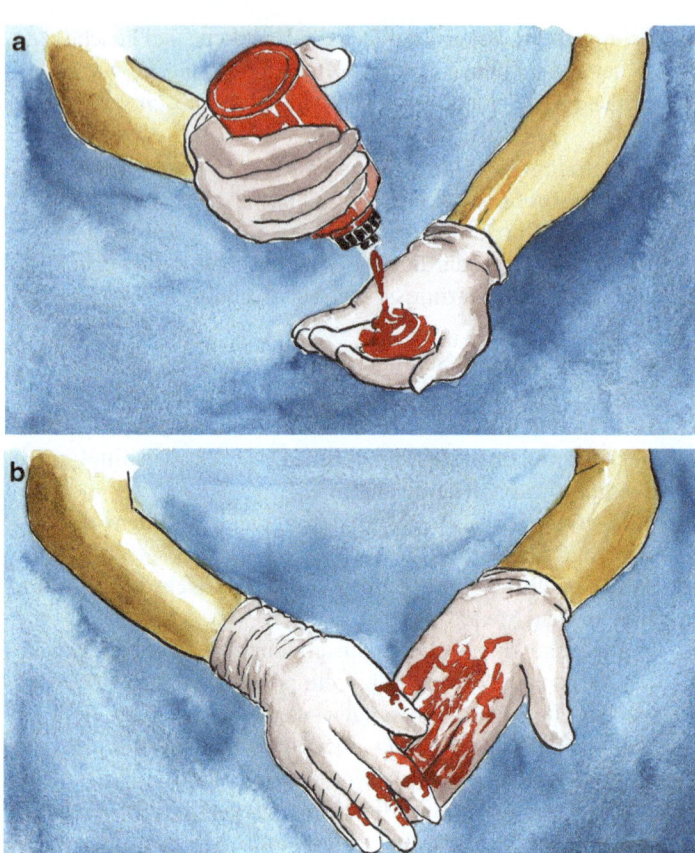

**Abb. 2.2 a–d** Kontaminationsgefahr der Hände beim Ausziehen von Handschuhen – sichtbar gemacht mit Fingerfarbe. (Zeichnungen: Ulrich Flury, Freiburg, © Deutsches Beratungszentrum für Hygiene, BZH, GmbH)

## 2 Grundlagen der Prävention: Händehygiene

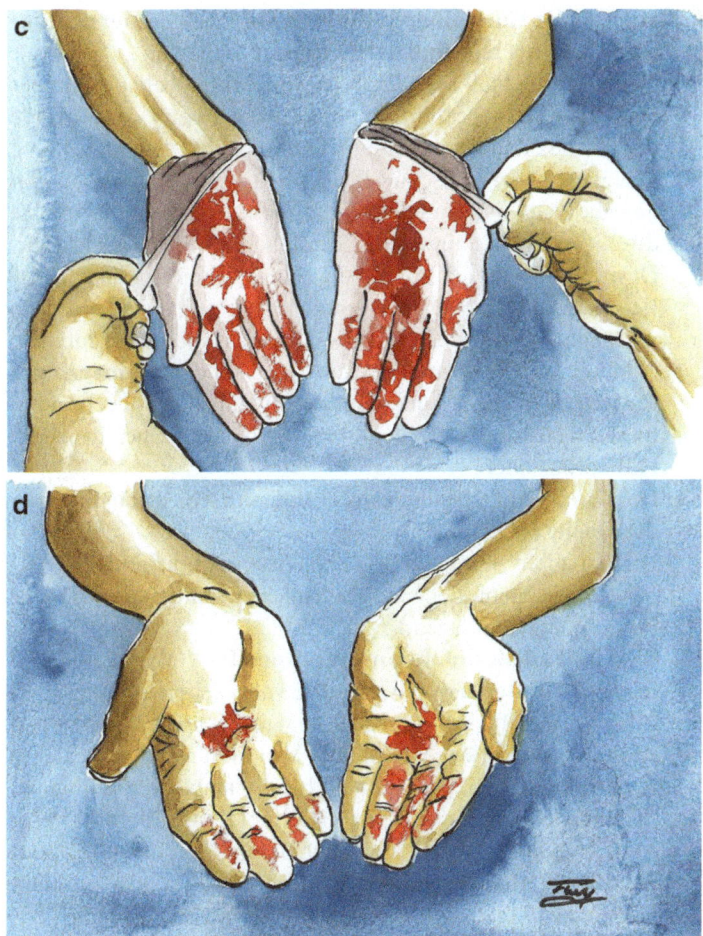

**Abb. 2.2** (Fortsetzung)

**12. Dürfen die Einmalhandschuhe beim Wickeln der Kinder zwischendurch desinfiziert werden?**
**Nein!** Prinzipiell ist eine Desinfektion behandschuhter Hände zwar in bestimmen Situationen (wenn die Abfolge der Tätigkeiten nicht unterbrochen werden kann und eine geeignete Handschuh-/Dersinfektionsmittelkombination gewährleistet ist) möglich, aber beim Wickeln haben sie direkten Kontakt mit dem Genitalbereich der Kinder. Das Desinfektionsmittel auf einem Handschuh trocknet deutlich langsamer ab und ist somit länger auf der Oberfläche verfügbar. Es besteht die Gefahr, dass der konzentrierte Alkohol an den Genitalbereichen der Kinder **schmerzhafte** Reizungen auslöst. Außerdem ist ein Handschuhwechsel bei diesen Tätigkeiten problemlos möglich und daher in jedem Fall vorzuziehen.

**13. Darf man mit Händedesinfektionsmitteln auch Flächen desinfizieren?**
Das ist nicht sinnvoll, da Händedesinfektionsmittel Rückfetter und hautpflegende Substanzen enthalten, die für Flächen ungeeignet sind.

**14. Sind Händedesinfektionsmittelspender (Wandspender) in einer Kindertageseinrichtung vorgeschrieben?**
Eine Vorschrift, Wandspender in Kindertageseinrichtungen zu verwenden, gibt es nicht. Der Vorteil dieser Spender liegt in der guten Erreichbarkeit und handkontaktlosen Entnahme (Ellenbogenbedienung) von Desinfektionsmitteln. Dieser Vorteil ist in einer Kita aber auch der größte Nachteil. Wenn Sie als Mitarbeiter den Desinfektionsmittelspender mit dem Ellenbogen/Unterarmen problemlos erreichen – dann können das die Kinder auch! Es besteht die Gefahr, dass das Desinfektionsmittel in die Augen der Kinder spritzt oder die Kinder das Desinfektionsmittel verschlucken.

So genannte „Kitteltaschenflaschen", sprich kleine Händedesinfektionsmittelgebinde, die in der Hosentasche oder auch mit einem Anhänger am Gürtel getragen werden können, sind eine gute Alternative – gerade in der Erkältungs- und Durchfallzeit.

▶ Händedesinfektionsmittel sind so vorzuhalten, dass sie für die Kinder immer unerreichbar sind, z. B. im Schrank oder auf einem Regal über der Wickelkommode oder im verschlossenen Personal-WC etc.!

15. **Wir kaufen unser Händedesinfektionsmittel im 5 L Kanister und füllen es dann in 500 ml Flaschen um, spricht etwas dagegen?**
Ja, Flaschen von Händedesinfektionsmitteln dürfen aufgrund des Arzneimittelgesetzes nur unter aseptischen Bedingungen in einer Apotheke nachgefüllt werden. Die Gefahr von Verunreinigungen beim Umfüllen ist zu groß.

▶ Das Umfüllen von Händedesinfektionsmitteln von großen Behältern in kleinere, immer wieder verwendete Behältnisse ist mit einer zu großen Kontaminationsgefahr verbunden und daher nur in Apotheken unter speziellen Bedingungen sinnvoll.

16. **Ist es egal, welche Händedesinfektionsmittel in unserer Einrichtung verwendet werden?**
Nein, es sollten geprüfte und für wirksam befundene Desinfektionsmittel eingesetzt werden. Dies ist gewährleistet, wenn das betreffende Präparat in einer Prüfliste z. B. des VAH oder RKI enthalten ist. In diese Liste werden nur auf Wirksamkeit geprüfte Präparate aufgenommen. Ist ein Präparat nicht gelistet, sollte man sich vom Hersteller die Äquivalenz mit den in der Listung geforderten Prüfungen bescheinigen lassen.

# 3 Grundlagen der Prävention: Reinigung und Desinfektion

**Ziel der Reinigung:** Entfernung von Schmutz und den darin befindlichen Keimen von Flächen und Gegenständen durch Kombination von physikalischen (Druck/Reibung) und chemischen (Reinigungsmittel) Maßnahmen.

Ergebnis = optische Sauberkeit und eine ausreichende Infektionsprävention.

**Ziel von Desinfektionsmaßnahmen:** Verminderung der Anzahl krankmachender Keime durch gezielte Reduktion bzw. irreversible Inaktivierung von Mikroorganismen durch Kombination von chemischen (Desinfektionsmittel) und ggf. physikalischen (Hitze) Maßnahmen.

Ergebnis = Bakterien und Pilze werden abgetötet, Viren inaktiviert.

1. **Ist eine Reinigung der Einrichtung effektiv, wenn die Wischbezüge immer wieder in die Reinigungslösung eingetaucht werden?**
   Nicht wirklich! Reinigungslösungen, in die der Wischbezug nach Benutzung wieder eingetaucht wird, sind schnell verschmutzt und mit Erregern kontaminiert.
   Eine fortlaufende Anwendung dieser Reinigungslösung führt zu einer Weiterverbreitung von Schmutz und Mikroorganismen auf nachfolgend gewischten Flächen.

   ▶ Die Verunreinigung und Kontamination der Reinigungslösung kann durch das Vermeidung des „Wiedereintauchens" der benutzten Bezüge in die Reinigungslösung verhindert werden. Hierzu sind verschiedene Verfahren geeignet, wie z. B. das „Bezugswechselverfahren". Erfahrungsgemäß reicht ein Bezug (Mopp) für ca. 20 m² Bodenfläche.

2. **In welcher Reihenfolge sollten die Räumlichkeiten in einer Kita gereinigt werden?**
   Begonnen wird immer im „reinsten, sensibelsten" Bereich! Dies ist in einer Kita die **Küche**. Danach werden Büro, Gruppenräume, Nebenräume, Flure, Wickelbereiche und ganz zum Schluss die Toiletten gereinigt.
   Die Reinigung selber folgt dem Prinzip **vom Fenster zur Tür** und von oben nach unten.

3. **Worauf ist bei der Reihenfolge der Reinigung in den Toilettenräumen zu achten?**
   Wichtig ist es, das WC in den Toilettenräumen nicht als erstes zu reinigen und bei der Durchführung der Reinigung genügend Tücher für einen Tuchwechsel bereitzuhalten.
   Empfohlene Reihenfolge der Reinigung:
   1. Tür im Griffbereich und Lichtschalter
   2. Spiegel und Ablagen
   3. Seifenspender
   4. Waschbecken mit Armaturen
   5. Abfalleimer
   6. Dusche (wenn vorhanden)

7. Toilettenzubehör (Papierhalter, Haltestange)
8. Spülkasten, Toilettendeckel- und Brille: Erst Oberseite, dann Unterseite
9. Toilettenbürstengriff
10. Toilette von außen nach innen
11. Fußboden

4. **Wie oft sind die Toiletten und Wickelbereiche in der Kita zu reinigen?**
Wickelräume wie auch die Toiletten (Fußböden, Handwaschbecken, WC, Urinale, Türklinken usw.) müssen arbeitstäglich feucht gereinigt werden.

5. **Wie oft sollte in Spiel- und Kuschelecken gereinigt werden?**
Da diese Bereiche intensiv genutzt werden, sollte eine **tägliche Reinigung** erfolgen. Es wird empfohlen, dass die Sitz- und Liegeflächen einen abnehmbaren und waschbaren Bezug haben. Die Bezüge sind dann regelmäßig (Intervalle nach optischer Prüfung selbst festlegen), bei sichtbarer Kontamination sofort, mit mindestens 60 °C zu waschen.

6. **Braucht man separate Besen für Essbereich, Gruppe, Flur?**
Wenn ein Besen in einer Kita verwendet wird, dann zur Vorreinigung im Flurbereich, um grobe Verschmutzungen zu entfernen. In der Gruppe und in Bereichen, wo mit Lebensmitteln umgegangen oder diese verzehrt werden, sollte kein Besen zur Anwendung kommen, da das Fegen Staub aufwirbelt. Diese Bereiche sind feucht zu reinigen oder es können spezielle Bodenreinigungstücher zur Trockenreinigung eingesetzt werden, die das Aufwirbeln von Staub verhindern.

7. **Welche hygienischen Anforderungen an Spielsachen sollten vor deren Anschaffung berücksichtigt werden?**
Es wird empfohlen, dass Spielsachen generell leicht zu reinigen sind, damit bei einer sichtbaren Verschmutzung eine Reinigung jederzeit durchgeführt werden kann. Textile Spielsachen sollten in der Waschmaschine bei 60 °C waschbar sein.
Wenn Spielsachen diese Anforderungen nicht erfüllen und verschmutzt bzw. kontaminiert werden, müssen sie entsorgt werden.

8. **In welchen Abständen müssen Spielzeuge gereinigt werden?**
   Die Abstände sind abhängig von der Intensität der Nutzung in der Einrichtung, mindestens 1x wöchentlich, bei Säuglingen täglich.
9. **Wie oft sollte der Teppich gereinigt werden?**
   Textile Bodenbeläge sollten je nach Nutzung zwischen zwei Mal die Woche (z. B Büro) bis zu arbeitstäglich (z. B. Gruppe) abgesaugt werden und ca. einmal jährlich mit einem speziellen Reinigungsgerät feucht grundgereinigt werden (Sprüh-Extraktionsmethode).
10. **Wie müssen die Reinigungsutensilien gewaschen werden?**
    Reinigungsutensilien wie Wischbezüge und Lappen sind arbeitstäglich, getrennt von anderer Wäsche bei mindestens 60 °C (besser 95 °C) zu waschen.
    
    Die Lagerung der gewaschenen Reinigungsutensilien muss bis zum nächsten Gebrauch trocken und getrennt von schmutziger Wäsche erfolgen.
    
    Desinfizierende Waschmittel sind in der Routine nicht notwendig, ein handelsübliches Vollwaschmittel reicht aus.
    
    Die Reinigungsgeräte selber sind mindestens wöchentlich zu reinigen.
11. **Wann muss in einer Kita desinfiziert werden?**
    Eine Flächendesinfektion von Fußboden und Einrichtungsgegenständen ist in der täglichen Routine nicht notwendig.
    
    Allerdings kann es in Gemeinschaftseinrichtungen zu folgenden Ausnahmen kommen:
    1. Beim Ausbruch von übertragbaren Krankheiten in der Einrichtung:
       In solchen Fällen erfolgt nach Infektionsschutzgesetz eine Meldung an das zuständige Gesundheitsamt. Dieses berät die Verantwortlichen bei den durchzuführenden Maßnahmen und ordnet ggf. auch spezielle Desinfektionsmaßnahmen an.
    2. Die Auflage der Wickelkommode muss nach jedem Wickelvorgang desinfiziert werden, wenn keine Einwegunterlagen oder kindbezogene Handtücher verwendet werden. Dafür eignen sich z. B. alkoholische Tücher in

Spenderboxen. Die Fläche kann nach dem Abtrocknen wieder verwendet werden.
3. Nach einer Kontamination mit Blut, Stuhl, Urin oder Erbrochenen muss immer eine sofortige gezielte Desinfektion durchgeführt werden.
Dabei sind Einmalhandschuhe zu tragen. Erst wird das kontaminierte Material mit einem Papiertuch oder Zellstoff entfernt. Danach kann man die Fläche gezielt durch eine Wischdesinfektion desinfizieren und nach dem Abtrocknen wieder verwenden. Dazu eigenen sich auch die alkoholischen Tücher in Spenderboxen.

12. **Ist eine Sprühdesinfektion effektiver als das Wischen mit Desinfektionstüchern?**

Nein, um einen Desinfektionserfolg zu gewährleisten, ist die Kombination von chemischen (Desinfektionsmittel) und physikalischen (Druck/Reibung) Maßnahmen am besten. Auf eine Sprühdesinfektion sollte aufgrund der inhalativen Belastung von Kindern und Mitarbeitern durch den Sprühnebel verzichtet werden.

# Allgemeine Hygienefragen

**4**

1. **In unserer Einrichtung putzen die Kinder mittags immer die Zähne, was ist zu beachten?**
   Zahnputzbecher und -bürsten müssen kindgebunden verwendet und regelmäßig gereinigt bzw. gewechselt (ca. alle 4 Wochen) werden.
   Um Verwechslungen auszuschließen, sind die Becher und Zahnbürsten z. B. mit einem persönlichen Motiv (identisch mit Motiv für Handtuch/Waschlappen) zu kennzeichnen.
   Zahnbürsten müssen nach Gebrauch gut ausgespült und mit den Borsten nach oben im Zahnputzbecher aufbewahrt werden.
   Um einen Kontakt der Zahnbürsten der Kinder zu vermeiden, müssen die evtl. verwendeten Zahnputzhalterungen/Lochbretter einen ausreichenden Abstand zueinander haben. Bei der Verwendung von Zahnpasta ist darauf zu achten, dass der Tubenrand keinen Kontakt mit den Zahnbürsten der Kinder hat.

© Springer-Verlag GmbH Deutschland, ein Teil von Springer Nature 2020
R. Giemulla und S. Schulz-Stübner, *Hygiene in Kindertagesstätten,* https://doi.org/10.1007/978-3-662-60828-9_4

2. **In unserem Kindergarten wird regelmäßig Mittagsschlaf angeboten, was ist aus hygienischer Sicht zu beachten?**
   Besonders wichtig ist, dass die Bettwäsche, Schlafdecken, Kissen und Matratzen individuell je Kind verwendet werden. Die Bettwäsche sollte ca. alle zwei Wochen (und bei Verschmutzung) gewechselt und bei mindestens 60 °C gewaschen werden. Vollwaschmittel reicht aus. Wenn Schlafanzüge verwendet werden, sind diese wöchentlich (und bei Verschmutzung) zu wechseln. Sinnvollerweise werden Bettwäsche und Schlafanzüge von den Eltern gestellt und gewaschen.
3. **Ist eine Tierhaltung in der Kita möglich?**
   Prinzipiell ja, die Tiere müssen allerdings regelmäßig durch einen Tierarzt untersucht, ggf. geimpft und entwurmt werden.
   Es muss sichergestellt werden, dass eine artgerechte Tierhaltung möglich ist. Dazu gehört auch, dass die Versorgung der Tiere an Wochenenden, Feiertagen und Ferienschließzeiten gewährleistet ist.
   Ein spezieller Reinigungs-/Pflegeplan ist zu erstellen und die Verantwortlichkeiten sind darin klar zu regeln.
   Nach Möglichkeit sollten die Tiere im Freien gehalten werden. Futter, Stroh, Heu, etc. und Reinigungsutensilien sollten separat gelagert werden.
   Bei sachgemäßer Tierhaltung ist durch den Umgang mit den Tieren sogar eine Stärkung des Immunsystems der Kinder und Verringerung von Allergien zu erwarten. Allerdings muss sichergestellt sein, dass nicht primär schwere Allergien der aufzunehmenden Kinder gegen die gehaltenen Tiere vorliegen, da sich ein Eintrag von Tierallergenen in die Gruppenräume auch bei guter Hygiene nicht sicher verhindern läßt.
4. **Wie oft muss der Spielsand gewechselt werden?**
   Es sind die Runderlasse und Vorgaben der einzelnen Bundesländer diesbezüglich zu beachten. Die Angaben zu den Wechselintervallen reichen von jährlich bis zu drei Jahren teilweise abhängig von der Pflege des Sandes. Daher ist es sinnvoll, die Wechselintervalle mit dem zuständigen Gesundheitsamt abzusprechen.

Bei neuer Befüllung ist auf die Qualität des Sandes zu achten. Er darf nicht durch Schadstoffe belastet sein, was vom Lieferanten durch ein Zertifikat ausgewiesen werden muss.

Zur Pflege des Sandes sollten folgende Punkte beachtet werden:
- Sicherung gegen den Zulauf von Hunden und Katzen (Einzäunung).
- Sandkästen über Nacht und am Wochenende abdecken (wenn möglich).
- Häufiges Harken zur Reinigung und Belüftung des Sandes (Intervall im Hygieneplan festlegen)
- Regelmäßige visuelle Kontrollen auf Verunreinigungen aller Art (mindestens wöchentlich).

5. **Wie sehen die Empfehlungen für den Einsatz von Planschbecken im Sommer aus? Was ist bei den Windelkindern zu berücksichtigen?**

Planschbecken sind ausschließlich mit Wasser in Trinkwasserqualität zu befüllen, täglich zu leeren und zu reinigen.

Bei Verschmutzungen des Wassers durch Windelkinder sind ein sofortiger kompletter Wasserwechsel und eine gründliche Reinigung des Beckens erforderlich.

6. **Gibt es besondere Vorschriften für die Wasserhygiene?**

Trinkwasser wird von den Wasserversorgern in einwandfreier Qualität geliefert.

Diese Qualität darf im Bereich der Hausinstallation (Rohrleitungen und technische Armaturen) nicht verschlechtert werden (Abb. 4.1).

Aus diesem Grund sind die folgenden Maßnahmen zu beachten:
- Nach längerer Nichtbenutzung des Trinkwassers (Stagnation) wie am Wochenanfang und nach Ferien/Feiertagen ist das Trinkwasser (Warm- und Kaltwasser) mindestens 5 min ablaufen zu lassen, um die Leitungen zu spülen.
- Zur Legionellenprophylaxe sind Duschen und Warmwasserleitungen, die selten genutzt werden, ca. 2 x in der Woche durch ca. 5-Minütiges Ablaufen lassen des Warmwassers (maximale Erwärmungsstufe einstellen) zu spülen.
- Kalkablagerungen an den Duschköpfen sind regelmäßig zu entfernen, ggf. sollten diese gewechselt werden.

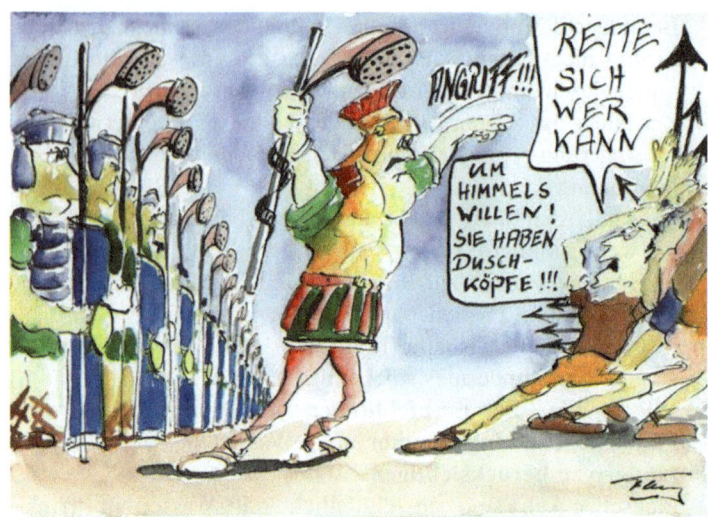

**Abb. 4.1** Werden Leitungen regelmäßig verwendet oder gespült, Duschköpfe und Perlatoren entkalkt und gereinigt und stimmen Warmwassertemperatur und Zirkulation, haben Legionellen keine Chance. (Zeichnungen: Ulrich Flury, Freiburg, © Deutsches Beratungszentrum für Hygiene, BZH, GmbH)

- Strahlregler an den Auslässen sollten regelmäßig gewechselt werden (Intervall nach optischer Prüfung festlegen).
- Neuinstallationen und Sanierungen der Wassertechnik in der Einrichtung sind nach den anerkannten Regeln der Technik und nur von Fachfirmen durchzuführen. Es sollte eine Zusammenarbeit (schon in der Planungsphase) mit dem zuständigen Gesundheitsamt erfolgen.
- Es besteht eine jährliche Untersuchungspflicht für Trinkwassererwärmungsanlagen mit mehr als 400 L Speichervolumen oder mehr als drei Litern Trinkwasser zwischen Erwärmungs- und Entnahmestelle womit Duschen oder andere Einrichtungen, in denen es zu einer Vernebelung des Trinkwassers kommt, versorgt werden.
- Über weitere notwendige mikrobiologische oder chemische Wasseruntersuchungen und geeignete Untersuchungsstellen, berät sie Ihr Gesundheitsamt.

7. **Worauf ist bei der Abgabe von ärztlich verordneten Medikamenten zu achten?**
Es gehört oft zum Alltag in einer Kita, dass Kinder ärztlich verordnete Medikamente einnehmen müssen.
Es ist zu empfehlen, dass dies mit allen Beteiligten schriftlich vereinbart wird. Die Eltern lassen eine Verordnung von Medikamenten in der Arztpraxis bestätigen. Diese Verordnung wird bei den Personalunterlagen des Kindes in der Einrichtung aufbewahrt und alle beteiligten Mitarbeiter werden informiert. Es wird abgeklärt, ob eine spezielle Schulung der Mitarbeiter notwendig ist.
Das Medikament wird gekennzeichnet mit Namen, Darreichungsform, Einzeldosierung und bei welchen Beschwerden es angewandt werden soll.
Die Aufbewahrung erfolgt nach den Herstellerangaben (z. B. in einer „Hausapotheke"), auf jeden Fall sicher vor dem Zugriff der Kinder. Bei Bedarfsmedikationen sollte auf das Verfalldatum geachtet und rechtzeitig für Ersatz gesorgt werden.
Eine Änderung in der Medikation wird immer schriftlich dokumentiert und allen beteiligten Mitarbeitern mitgeteilt.
Verlässt das Kind den Kindergarten oder ist die Medikation nicht mehr erforderlich, nehmen die Eltern das Medikament wieder mit.
8. **Was gehört alles zum Hygienemanagement in einer Kita?**
   1. In jeder Einrichtung muss entsprechend § 36 Infektionsschutzgesetz (IfSG) ein Hygieneplan vorhanden sein. Als Anlage zum Hygieneplan ist ein Reinigungs- und Desinfektionsplan zu erstellen. Beides ist regelmäßig, z. B. alle zwei Jahre, auf Aktualität zu prüfen. Die Inhalte müssen allen Mitarbeitern bekannt sein, dies ist durch Unterschrift zu bestätigen.
   2. Alle Mitarbeiter einer Kita sind gemäß § 35 IfSG vor erstmaliger Aufnahme ihrer Tätigkeit und im Weiteren mindestens im Abstand von zwei Jahren über die gesundheitlichen Anforderungen und Mitwirkungsverpflichtungen nach § 34 IfSG zu belehren. Dies ist zu dokumentieren und beim Arbeitgeber für die Dauer von drei Jahren aufzubewahren.

3. Alle Eltern und sonstige Sorgeberechtigte sind durch die Gemeinschaftseinrichtungen gemäß § 34 Abs. 5 Infektionsschutzgesetz zu belehren. Es hat sich in vielen Einrichtungen bewährt, die Belehrung der Eltern bzgl. der gesetzlichen Besuchsverbote und Mitteilungspflichteten direkt in den Betreuungsvertrag zu integrieren.
4. Beim Umgang mit Lebensmitteln ist ein Lebensmittelhygienekonzept (HACCP) zu erstellen. Alle Mitarbeiter mit regelmäßigen Kontakt zu Lebensmitteln benötigen eine Belehrung und Bescheinigung gemäß § 43 Abs. 1 Infektionsschutzgesetz durch ihr Gesundheitsamt (Erstbelehrung) und alle zwei Jahre eine Folgebelehrung.
5. Die Anforderungen der Trinkwasserverordnung (z. B. Wasseruntersuchungen) sind umzusetzen.
6. Das Hygienemanagement ist regelmäßig durch eine Begehung zu überwachen (▶ Checkliste Kap. 5).

# Checklisten zur Eigenkontrolle – Grundlegende Maßnahmen in der KITA

Siehe Abb. 5.1a–k.

## (a)

| Checkliste Grundlagen | | |
|---|---|---|
| Einrichtung | Ansprechpartner in der Einrichtung | Datum und Uhrzeit der Eigenkontrolle |
|  |  |  |
| Beteiligte Personen | Durchgeführt von | Sonstiges |
|  |  |  |

| | Grundlagen | Ja | Nein | Hinweise zum Soll-Zustand |
|---|---|---|---|---|
| 1. | Gibt es einen Hygieneplan? |  |  | Nach § 36 Infektionsschutzgesetz (IfSG) sind Kindereinrichtungen verpflichtet, in Hygieneplänen innerbetriebliche Verfahrensweisen zur Einhaltung der Infektionshygiene festzulegen. Der Hygieneplan muss regelmäßig überprüft werden (z. B. alle zwei Jahre) |
| 2. | Sind die Inhalte allen Mitarbeitern bekannt? |  |  | Da mit dem Hygieneplan der Zweck verfolgt wird, Infektionsrisiken in den Kindereinrichtungen zu minimieren, muss er allen Mitarbeitern bekannt sein. Lassen Sie sich die Kenntnisnahme des Hygieneplans von allen Mitarbeitern (inklusive aller Praktikanten und kurzfristig Beschäftigten) unterschreiben. |
| 3. | Sind ein Desinfektionsplan und ein Reinigungsplan vorhanden? |  |  | Desinfektions- und Reinigungspläne sind Teil/Anlage eines Hygieneplans. Sie müssen vorhanden sein. Den Umfang des Inhaltes kann jede Einrichtung für sich selbst festlegen. |
| 4. | Ist ein HACCP-Konzept zur Eigenkontrolle vorhanden? |  |  | Beim Umgang mit Lebensmitteln müssen Gefahren analysiert und kritische Kontrollpunkte festgelegt werden. Diese müssen dann regelmäßig kontrolliert werden. Dabei sind ein oder mehrere ständige Verfahren, die auf den HACCP-Grundsätzen beruhen, einzurichten, durchzuführen und aufrechtzuerhalten. Den Umfang legen Sie in der Einrichtung selber fest. Eine Abstimmung mit dem Veterinäramt in Ihrer Region ist zu empfehlen. |
| 5. | Sind Merkblätter nach § 34 **IfSG Abs. 5** für die Eltern vorhanden? |  |  | Derartige Merkblätter müssen vorhanden sein und den Eltern ausgehändigt werden. |

© 2020, Springer-Verlag, Berlin, Heidelberg. Aus: Giemulla/Schulz-Stübner, Hygiene in Kindertagesstätten – Fragen und Antworten.

**Abb. 5.1 a–k a** Checkliste Grundlagen. **b** Checkliste Händehygiene. **c** Checkliste Räume. **d** Checkliste Reinigung. **e** Checkliste Sanitärbereiche. **f** Checkliste Trinkwasser. **g** Checkliste Küche. **h** Checkliste Lebensmittel. **i** Checkliste Erste Hilfe. **j** Checkliste Mitarbeiter. **k** Checkliste Außenanlagen

**(b)**

| Checkliste Händehygiene | | |
|---|---|---|
| Einrichtung | Ansprechpartner in der Einrichtung | Datum und Uhrzeit der Eigenkontrolle |
| | | |
| Beteiligte Personen | Durchgeführt von | Sonstiges |
| | | |

| | | Ja | Nein | Hinweise zum Soll-Zustand |
|---|---|---|---|---|
| 1. | Händehygiene | | | |
| 2. | Gibt es Händedesinfektionsmittel? | | | Geeignete Händedesinfektionsmittel müssen vorhanden sein. |
| 3. | Welche Präparate werden verwendet? | | | Präparat hier eintragen: |
| 4. | Sind die Präparate gelistet? | | | Es sollten nur geprüfte und für wirksam befundene Desinfektionsmittel eingesetzt werden. Sie können sich an der Desinfektionsmittel-Liste des VAH orientieren. Diese gilt als Standardreferenz für die Desinfektion im Routinebetrieb auch in nicht-medizinischen Einrichtungen. |
| 5. | Werden nur Originalflaschen verwendet? | | | Es dürfen für Händedesinfektionsmittel nur Originalflaschen verwendet werden. |
| 6. | Ist die Einreibetechnik bekannt? | | | Alkoholisches Händedesinfektionsmittel unverdünnt in die trockenen Hände geben, gründlich verreiben und für die Dauer der Einwirkzeit feucht halten (insbesondere Fingerkuppen, Nagelpfalz, Daumen und Handballen). |
| 7. | Ist die Einwirkzeit bekannt? | | | In der Regel mindestens 30 Sekunden, ggf. abweichende Herstellerangaben beachten! |
| 8. | Werden Seifenspender verwendet? | | | Aus hygienischen Gründen ist Stückseife nicht mehr zu verwenden, anstatt dessen sind Seifenspender bereitzustellen. |

© 2020, Springer-Verlag, Berlin, Heidelberg. Aus: Giemulla/Schulz-Stübner, Hygiene in Kindertagesstätten – Fragen und Antworten.

**Abb. 5.1** (Fortsetzung)

**(c)**

| Checkliste Räume | | | | | |
|---|---|---|---|---|---|
| Einrichtung | | Ansprechpartner in der Einrichtung | | Datum und Uhrzeit der Eigenkontrolle | |
| Beteiligte Personen | | Durchgeführt von | | Sonstiges | |
| | Räume | Ja | Nein | Hinweise zum Soll-Zustand | |
| 1. | Sind die Räume optisch in einem sauberen Zustand? | | | Sauberkeit ist die Grundvoraussetzung der Infektionsprävention. | |
| 2. | Sind Räume offen sichtbar von Schimmel befallen? | | | Bei Schimmelbefall von Wänden, Böden oder Decken muss zunächst die Ursache ermittelt werden. Eine langfristige Sanierung ist ansonsten nur schwer möglich. Meist sind Wasserschäden oder Fehler beim Heizen und Lüften die Ursache. Bei größeren Problemen sollte frühzeitig eine Besichtigung durch das Gesundheitsamt eingeleitet werden. | |
| 3. | Ist gewährleistet, dass die Kleidungsstücke der Kinder (und der Erzieher/innen) keinen direkten Kontakt untereinander haben? | | | Die Kleidungsstücke der Kinder (und Erzieher) dürfen in Garderoben, Schränken oder Kleiderkisten keinen direkten Kontakt untereinander haben, da sonst die Gefahr der Übertragung von z. B. Läusen besteht. | |
| 4. | Stehen zusätzlich geeignete Schuhablagen zur Verfügung? | | | In der Garderobe sind geeignete Schuhablagen zur Verfügung zu stellen. | |
| 5. | Ist die Bettwäsche für den Mittagsschlaf personengebunden eingesetzt? | | | Wird in der Kindereinrichtung ein Mittagsschlaf angeboten, muss die Bettwäsche personengebunden verwendet werden, um eine Übertragung von Krankheitskeimen, Läusen etc. zu vermeiden. | |
| 6. | Ist ein geeigneter Aufbewahrungsplatz für die Bettwäsche/Matratzen vorhanden? | | | Zur Aufbewahrung ist die Bereitstellung eines Bettenregals mit abgetrennten Fächern empfehlenswert (wenn kein dauerhaft bestückter Schlafraum vorhanden ist). | |

© 2020, Springer-Verlag, Berlin, Heidelberg. Aus: Giemulla/Schulz-Stübner, Hygiene in Kindertagesstätten – Fragen und Antworten.

**Abb. 5.1** (Fortsetzung)

## 5 Checklisten zur Eigenkontrolle – Grundlegende …

**(d)**

| Checkliste Reinigung | | |
|---|---|---|
| Einrichtung | Ansprechpartner in der Einrichtung | Datum und Uhrzeit der Eigenkontrolle |
| Beteiligte Personen | Durchgeführt von | Sonstiges |

| | Reinigung | Ja | Nein | Hinweise zum Soll-Zustand |
|---|---|---|---|---|
| 1. | Werden die Tische, Fußböden und sonstige öfters benutzte Gegenstände arbeitstäglich nass gereinigt? | | | Tische, Fußböden oder sonstige öfters benutzte Gegenstände sind täglich nass zu reinigen. |
| 2. | Besteht der Fußboden in den Gruppen-/Spielräumen aus einem textilen Belag? | | | Ist der Fußboden in den Gruppen-/Spielräumen aus textilem Belag, ist eine ausreichende Reinigung nach Kontamination mit Ausscheidungen / Erbrochenem zu gewährleisten. Grundsätzlich sind nicht textile Materialien von Vorteil. |
| 3. | Werden Decken und Kuscheltiere regelmäßig gewaschen? | | | In den Kuschelecken sind Decken, Stofftiere etc. in regelmäßigen Abständen bei 60°C zu waschen. Die Häufigkeit legen Sie selber fest. |
| 4. | Wird von rein nach unrein gereinigt? | | | Es ist darauf zu achten, dass der WC-Bereich zum Schluss gereinigt wird. |
| 5. | Sind genügend Wischbezüge vorhanden? | | | Ein Wischbezug reicht für ca. 20m². |
| 6. | Sind die Reinigungsmittarbeiter geschult? | | | Die Mitarbeiter sollten 1-mal jährlich im Bereich der Hygiene geschult werden, z. B. Händehygiene, Persönliche Schutzausrüstung, Umgang mit Reinigungs- und Desinfektionsmittel. |

© 2020, Springer-Verlag, Berlin, Heidelberg. Aus: Giemulla/Schulz-Stübner, Hygiene in Kindertagesstätten – Fragen und Antworten.

**Abb. 5.1** (Fortsetzung)

**(e)**

| Checkliste Sanitärbereiche | | |
|---|---|---|
| Einrichtung | Ansprechpartner in der Einrichtung | Datum und Uhrzeit der Eigenkontrolle |
| | | |
| Beteiligte Personen | Durchgeführt von | Sonstiges |
| | | |

| | Sanitärbereiche | Ja | Nein | Hinweise zum Soll-Zustand |
|---|---|---|---|---|
| 1. | Sind für Handtücher und Waschlappen Doppelhaken in ausreichendem Abstand zueinander vorhanden? | | | Für die Handtücher und Waschlappen müssen Doppelhaken in ausreichendem Abstand vorhanden sein, um Berührungen und damit die Übertragung von Bakterien oder Viren zwischen den Textilien zu vermeiden. Eine Alternative können Papierhandtücher und Einmalwaschlappen darstellen. |
| 2. | Sind Handtücher und Waschlappen mit einem personenbezogenen Motiv gekennzeichnet? | | | Doppelhaken, Handtücher und Waschlappen sollten mit einem personengebundenen Motiv versehen werden, um eine Verwechslung zu vermeiden. (Alle anderen Verfahren die eine Verwechslung ausschließen können natürlich auch verwendet werden). |
| 3. | Sind genügend Waschbecken pro Gruppe vorhanden? | | | Waschbecken sollten dort installiert sein, wo häufig mit grober Kontamination zu rechnen ist. Die erforderliche Anzahl in Waschräumen richtet sich nach der Gruppengröße. |
| 4. | Sind die Zahnputzsachen mit einem personenbezogenen Motiv versehen? | | | Um Verwechslungen auszuschließen, sind die Becher und Zahnbürsten mit einem personengebundenen Motiv (identisch z. B.) mit Motiv für Handtuch/Waschlappen zu versehen. Das Motiv bzw. die Markierung sollte dauerhaft erkennbar sein. Auch hier gilt: Alle anderen Verfahren, die eine Verwechslung ausschließen, können natürlich ebenso verwendet werden. |
| 5. | Werden die Windeleimer regelmäßig entleert? | | | Windeleimer sind regelmäßig zu entleeren. Werden die Eimer ohne Müllbeuteleinsatz verwendet, ist nach Entleerung eine desinfizierende Reinigung sicherzustellen. |
| 6. | Werden die Wickelauflagen nach Gebrauch desinfiziert? | | | Wickelauflagen sind nach Gebrauch zu desinfizieren, wenn keine Flüssigkeitsdichte Einmalunterlage verwendet wird. |
| 7. | Wird der Sanitärbereich täglich und bei Bedarf gereinigt? | | | Die Reinigung der Sanitärbereich muss einmal täglich und bei sichtbarer Verschmutzung sofort erfolgen. |

© 2020, Springer-Verlag, Berlin, Heidelberg. Aus: Giemulla/Schulz-Stübner, Hygiene in Kindertagesstätten – Fragen und Antworten.

**Abb. 5.1** (Fortsetzung)

## 5 Checklisten zur Eigenkontrolle – Grundlegende ...

**(f)**

| Checkliste Trinkwasser | | | | | |
|---|---|---|---|---|---|
| Einrichtung | | Ansprechpartner in der Einrichtung | | Datum und Uhrzeit der Eigenkontrolle | |
| | | | | | |
| Beteiligte Personen | | Durchgeführt von | | Sonstiges | |
| | | | | | |
| | Trinkwasser | Ja | Nein | Hinweise zum Soll-Zustand | |
| 1. | Werden vorhandene Duschen täglich benutzt? | | | Zur Legionellenprophylaxe sind Duschen, die nicht täglich genutzt werden, ca. 2-mal in der Woche durch ca. 5- minütiges Ablaufen lassen des Warmwassers (maximale Erwärmungsstufe einstellen) zu spülen. | |
| 2. | Sind an den Duschköpfen Kalkablagerungen? | | | Kalkablagerungen an den Duschköpfen sind in den erforderlichen Zeitabständen zu entfernen. Sog. Lamellenstrahlregler beugen Kalkablagerungen vor. | |
| 3. | Werden nach den Wochenenden und nach Ferien die Trinkwasserleitungen gespült? | | | Am Wochenanfang und nach den Ferien ist das Trinkwasser, ca. 5 Minuten ablaufen zu lassen, um die Leitungen zu spülen. Vermeiden Sie generell „stehendes Wasser" durch selten genutzte oder nicht am Strang abgeklemmte Installationen. | |
| 4. | Werden regelmäßig chemische oder bakteriologische Untersuchungen des Trinkwassers gemäß Trinkwasserverordnung durchgeführt? | | | Über die Notwendigkeit regelmäßiger bakteriologischer oder chemischer Untersuchungen des Trinkwassers informiert Sie ihr Gesundheitsamt. Es besteht eine jährliche Untersuchungspflicht auf Legionellen für Trinkwassererwärmungsanlagen und Duschen mit mehr als 400 Litern Speichervolumen oder mehr als drei Litern Trinkwasser zwischen Erwärmungs- und Entnahmestelle. | |

© 2020, Springer-Verlag, Berlin, Heidelberg. Aus: Giemulla/Schulz-Stübner, Hygiene in Kindertagesstätten – Fragen und Antworten.

**Abb. 5.1** (Fortsetzung)

**(g)**

| Checkliste Küche | | |
|---|---|---|
| Einrichtung | Ansprechpartner in der Einrichtung | Datum und Uhrzeit der Eigenkontrolle |
| | | |
| Beteiligte Personen | Durchgeführt von | Sonstiges |
| | | |

| | Küche | Ja | Nein | Hinweise zum Soll-Zustand |
|---|---|---|---|---|
| 1. | Haben die Mitarbeiter der Küche ein Gesundheitszeugnis/ Erstbelehrung? | | | Personen dürfen gewerbsmäßig die in § 42 Abs. 1 Infektionsschutzgesetz bezeichneten Tätigkeiten erstmalig nur dann ausüben und mit diesen Tätigkeiten erstmalig nur dann beschäftigt werden, wenn durch eine nicht mehr als drei Monate alte Bescheinigung des Gesundheitsamtes oder eines vom Gesundheitsamt beauftragten Arztes nachgewiesen ist, dass sie:<br><br>1. über die in § 42 Abs. 1 genannten Tätigkeitsverbote und über die Verpflichtungen nach den Absätzen 2, 4 und 5 vom Gesundheitsamt oder von einem durch das Gesundheitsamt beauftragten Arzt belehrt wurden und<br><br>2. nach der Belehrung im Sinne der Nummer 1 in Textform erklärt haben, dass ihnen keine Tatsachen für ein Tätigkeitsverbot in der Kita bekannt sind. |
| 2. | Ist das Küchenpersonal über § 42 Infektionsschutzgesetz (IfSG) belehrt? | | | Das Küchenpersonal ist gemäß § 43 IfSG alle 2 Jahre über die Tätigkeitsverbote nach § 42 IfSG zu belehren.<br><br>Das Küchenpersonal ist darüber hinaus einmal jährlich lebensmittelhygienisch zu schulen. |
| 3. | Ist ein Händedesinfektionsmittel vorhanden? | | | Das Angebot von Händedesinfektionsmitteln im Küchenbereich ist notwendig. |
| 4. | Werden die Hände desinfiziert? | | | Eine Händedesinfektion für die in der Küche Beschäftigten ist in folgenden Fällen erforderlich:<br>- bei Arbeitsbeginn,<br>- nach Husten oder Niesen in die Hand, nach jedem Gebrauch des Taschentuches,<br>- nach Pausen,<br>- nach jedem Toilettenbesuch,<br>- nach Schmutzarbeiten,<br>- nach Arbeiten mit kritischen Rohwaren z. B. rohes Fleisch, Geflügel, Salat etc. |

**Abb. 5.1** (Fortsetzung)

# 5 Checklisten zur Eigenkontrolle – Grundlegende … 39

| Checkliste Küche | | | |
|---|---|---|---|
| Einrichtung | Ansprechpartner in der Einrichtung | | Datum und Uhrzeit der Eigenkontrolle |
| Beteiligte Personen | Durchgeführt von | | Sonstiges |
| 5. Wird der Fußboden im Küchenbereich täglich gereinigt? | | | Der Fußboden im Küchenbereich ist täglich zu reinigen. |
| 6. Wird eine Flächendesinfektion durchgeführt? | | | Eine Flächendesinfektion ist erforderlich bei:<br>- Arbeiten mit kritischen Rohwaren wie rohes Fleisch oder Geflügel<br>- nach Arbeitsende auf Oberflächen, auf denen Lebensmittel verarbeitet werden.<br>Wenn keine Küchenbretter benutzt werden, die in der Spülmaschine aufbereitet werden können. |
| 7. Wird ein gebrauchsfertiges Flächendesinfektionsmittel verwendet? | | | Es sollten nur gebrauchsfertige Desinfektionslösungen verwendet werden. |
| 8. Welche Präparate werden verwendet? | | | Präparat hier eintragen |
| 9. Wird eine korrekte Wischdesinfektion durchgeführt? | | | Das Desinfektionsmittel wird auf die vorgereinigte Fläche aufgebracht und mit einem Tuch mit mechanischem Druck verteilt.<br>Nach dem Abtrocknen des Desinfektionsmittels werden Flächen, die mit Lebensmitteln in Berührung kommen, mit klarem Wasser abgespült. |
| 10. Wird die Küche regelmäßig auf Schädlingsbefall kontrolliert? | | | Die Küche ist regelmäßig auf Schädlingsbefall zu kontrollieren.<br>Bei Befall sind Schädlingsbekämpfungsmaßnahmen nach dem Stand der Technik durch eine Fachfirma zu veranlassen. Achten Sie besonders darauf, dass die Lebensmittel nie mit dem Schädlingsbekämpfungsmittel in Kontakt kommen. |
| 11. Werden Lebensmittelabfälle in geschlossenen Behältern gelagert? | | | Lebensmittelabfälle müssen in verschließbaren Behältern gelagert werden. Die Behälter sind nach jeder Leerung zu reinigen. |
| 12. Sind die Küchenfenster mit Insektenschutzgittern versehen? | | | Küchenfenster, die ins Freie geöffnet werden können, sind mit Insektengittern auszustatten. |

© 2020, Springer-Verlag, Berlin, Heidelberg. Aus: Giemulla/Schulz-Stübner, Hygiene in Kindertagesstätten – Fragen und Antworten.

**Abb. 5.1** (Fortsetzung)

**(h)**

| Checkliste Lebensmittel | | |
|---|---|---|
| Einrichtung | Ansprechpartner in der Einrichtung | Datum und Uhrzeit der Eigenkontrolle |
|  |  |  |
| Beteiligte Personen | Durchgeführt von | Sonstiges |
|  |  |  |

| | Lebensmittel | Ja | Nein | Hinweise zum Soll-Zustand |
|---|---|---|---|---|
| 1. | Sind die Lebensmittel sachgemäß verpackt? |  |  | Um eine Verunreinigung von Lebensmitteln durch den Befall von Schädlingen vorzubeugen, sind Lebensmittel sachgemäß zu verpacken z. B. Umverpackungen, Eimer. |
| 2. | Wird eine Wareneingangskontrolle durchgeführt? |  |  | Eine Kontrolle sollte durchgeführt und dokumentiert werden. (z. B. Temperatur, Verpackung, Haltbarkeit, keine Schäden an Waren etc.) |
| 3. | Werden die Mindesthaltbarkeitsdaten regelmäßig überprüft? |  |  | Eine regelmäßige Überprüfung der Mindesthaltbarkeitsdaten von Lebensmitteln hat sich in der Praxis bewährt. |
| 4. | Wird die Kühlschranktemperatur (Max. + 7°C) täglich kontrolliert und protokolliert? |  |  | Täglich dokumentierte Temperaturkontrollen in Kühleinrichtungen. Die Temperatur darf in Kühlschränken nicht über 7°C liegen. |
| 5. | Wird die Gefrierschranktemperatur (mind. -18°C) täglich kontrolliert und protokolliert? |  |  | In Gefrierfächern muss die Temperatur mindestens - 18°C betragen. |

© 2020, Springer-Verlag, Berlin, Heidelberg. Aus: Giemulla/Schulz-Stübner, Hygiene in Kindertagesstätten – Fragen und Antworten.

**Abb. 5.1** (Fortsetzung)

# 5 Checklisten zur Eigenkontrolle – Grundlegende …

**(i)**

| Checkliste Erste Hilfe | | |
|---|---|---|
| Einrichtung | Ansprechpartner in der Einrichtung | Datum und Uhrzeit der Eigenkontrolle |
| | | |
| Beteiligte Personen | Durchgeführt von | Sonstiges |
| | | |

| | Erste Hilfe | Ja | Nein | Hinweise zum Soll-Zustand |
|---|---|---|---|---|
| 1. | Tragen die Mitarbeiter bei der Versorgung von Wunden Einmalhandschuhe? | | | Bei der Versorgung von Wunden sind Einmalhandschuhe zu tragen. |
| 2. | Werden mit Blut oder sonstigen Exkreten kontaminierte Flächen desinfiziert? | | | Mit Blut kontaminierte Flächen sind unter Verwendung von Einmalhandschuhen mit einem mit Desinfektionsmittel getränkten Tuch zu reinigen. Die betroffene Fläche ist anschließend nochmals regelgerecht zu desinfizieren. |
| 3. | Werden regelmäßige Kontrollen des Verbandskastens/Erste-Hilfe-Kastens durchgeführt und protokolliert? | | | Verbrauchte Materialien (z. B. Einmalhandschuhe oder Pflaster) sind umgehend zu ersetzten. Regelmäßige Bestandskontrollen des Erste-Hilfe Kastens sind durchzuführen. Insbesondere ist das Ablaufdatum des Hautdesinfektionsmittels zu überprüfen und dieses erforderlichenfalls zu ersetzen. |
| | | | | Medikamente oder Salben von Mitarbeitern und Kindern gehören nicht in den Erste-Hilfe-Kasten! |

© 2020, Springer-Verlag, Berlin, Heidelberg. Aus: Giemulla/Schulz-Stübner, Hygiene in Kindertagesstätten – Fragen und Antworten.

**Abb. 5.1** (Fortsetzung)

## (j)

| Checkliste Mitarbeiter | | |
|---|---|---|
| Einrichtung | Ansprechpartner in der Einrichtung | Datum und Uhrzeit der Eigenkontrolle |
| | | |
| Beteiligte Personen | Durchgeführt von | Sonstiges |
| | | |

| | Mitarbeiter | Ja | Nein | Hinweise zum Soll-Zustand |
|---|---|---|---|---|
| 1. | Sind die Mitarbeiter über § 34 Infektionsschutzgesetz (IfSG) informiert? | | | Nach § 34 IFSG bestehen eine Reihe von Tätigkeits- und Aufenthaltsverboten, Verpflichtungen und Meldungsvorschriften für Personal, Betreute und verantwortliche Personen in Gemeinschaftseinrichtungen, die dem Schutz vor der Übertragung infektiöser Erkrankungen dienen. Darüber müssen alle Mitarbeiter informiert sein. |
| 2. | Ist eine Mitarbeiterbelehrung entsprechend § 35 IfSG erfolgt? | | | Die Mitarbeiterbelehrung über Inhalte des § 34 IfSG muss mindestens alle 2 Jahre und bei Neueinstellung erfolgen. |
| 3. | Ist die Mitarbeiterbelehrung dokumentiert? | | | Die Dokumentation muss mindestens 3 Jahre aufbewahrt werden und auf Verlangen den Aufsichtsbehörden vorgelegt werden. |

© 2020, Springer-Verlag, Berlin, Heidelberg. Aus: Giemulla/Schulz-Stübner, Hygiene in Kindertagesstätten – Fragen und Antworten.

## (k)

| Checkliste Außenanlagen | | |
|---|---|---|
| Einrichtung | Ansprechpartner in der Einrichtung | Datum und Uhrzeit der Eigenkontrolle |
| | | |
| Beteiligte Personen | Durchgeführt von | Sonstiges |
| | | |

| | Außenanlagen | Ja | Nein | Hinweise zum Soll-Zustand |
|---|---|---|---|---|
| 1. | Ist ein Sandkasten vorhanden? | | | Wenn nein entfällt Frage 2 |
| 2. | Wird der Sand regelmäßig gewechselt/gereinigt? | | | Es sind die Rundschreiben und Vorgaben der einzelnen Bundesländer zu beachten. Im Hygieneplan muss festgelegt sein, wie oft der Sand gereinigt und kontrolliert werden muss. |

© 2020, Springer-Verlag, Berlin, Heidelberg. Aus: Giemulla/Schulz-Stübner, Hygiene in Kindertagesstätten – Fragen und Antworten.

# Lebensmittelhygiene 6

1. **Was bedeutet HACCP?**
Ein HACCP-Konzept dient dazu, gesundheitliche Gefahren beim Umgang mit Lebensmittel im Vorfeld zu erkennen, diese Gefahren zu vermeiden und somit Erkrankungen oder Lebensmittelinfektionen zu verhindern. Die Abkürzung steht für:
   - H: Hazard = Gefahr
   - A: Analysis = Analyse
   - C: Critical = kritisch
   - C: Control = lenken, steuern
   - P: Point = Stufe, Punkt

Zu einem Hygienekonzept im Küchenbereich gehören die Beachtung der Anforderungen an räumliche und technische Ausstattungen von Küchen, Personalhygiene, Reinigung, Desinfektion, Ungezieferbekämpfung, Trennung von reinen/ unreinen Arbeitsgängen, Eigenkontrollen und ganz wichtig Personalschulungen.

2. **Wie ist ein HACCP-Konzept in der Praxis umzusetzen?**
Die Umsetzung umfasst ein Bündel von Maßnahmen mit den folgenden sieben Grundsätzen:
 – Grundsatz 1: Ermittlung der Gefahren (Beispiel: Mittagessen zu kalt geliefert, Gefahr der Keimvermehrung).
 – Grundsatz 2: Die kritischen Kontrollpunkte (CCPs) festlegen (Beispiel: Kerntemperatur des Mittagessens).
 – Grundsatz 3: Einen oder mehrere Grenzwert(e) festlegen (Beispiel: Mittagessen muss mindestens 65 °C bei Anlieferung haben).
 – Grundsatz 4: Ein System zur Überwachung der CCPs festlegen (z. B. Kerntemperatur arbeitstäglich bei Anlieferung messen).
 – Grundsatz 5: Festlegung von Korrekturmaßnahmen bei Erreichen kritischer Werte, um akute oder mögliche Gefahren sicher auszuschalten (Beispiel: Kerntemperatur nicht korrekt: Essen nicht annehmen oder nacherhitzen, wenn z. B. ein Konvektomat vorhanden ist).
 – Grundsatz 6: Die Verfahren zur Verifizierung festlegen, die bestätigen, dass das HACCP-System erfolgreich arbeitet (Beispiel: kontrollieren, ob jeder Mitarbeiter sich an die Vorgaben hält).
 – Grundsatz 7: Angemessene Dokumentation (Beispiel: Wareneingangsformular, Temperaturchecklisten, Arbeitsanweisungen, Schulungsnachweise).

▶ In Tageseinrichtungen für Kinder lässt sich aufgrund unterschiedlicher Einrichtungsstrukturen nicht immer ein umfangreiches HACCP-Konzept erstellen (Abb. 6.1). Diesen Einrichtungen kommt es zugute, dass die EG in der Lebensmittelhygiene-Richtlinie ein

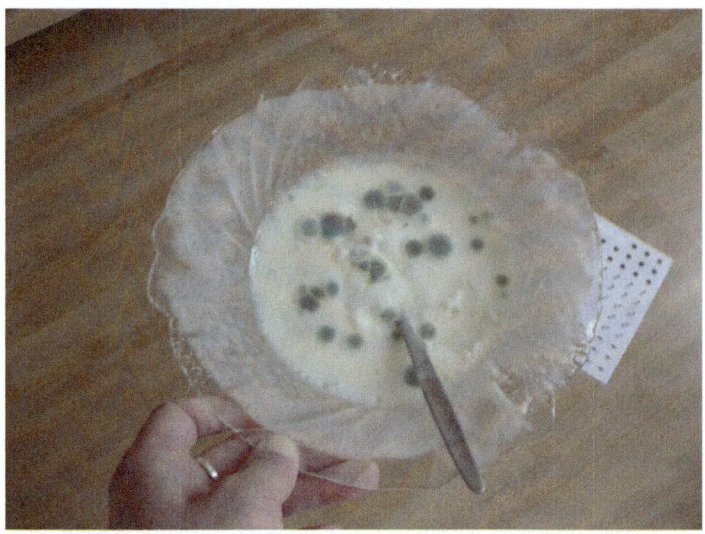

**Abb. 6.1** Ein HACCP-Konzept hilft, Bilder wie dieses zu vermeiden. (© Deutsches Beratungszentrum für Hygiene, BZH, GmbH)

**flexibles System für die Erarbeitung der Gesundheitsschutzmaßnahmen** vorgesehen hat. Aus diesem Grund ist es möglich, sich an einzelnen Prinzipien eines HACCP-Konzeptes zu orientieren, ohne ein ausführliches Konzept mit umfangreicher Dokumentation umsetzen zu müssen.

3. **Welche Prinzipien und Kontrollen eines HACCP-Konzeptes sind in der Kitaküche notwendig und wie lange ist die Dokumentation aufzubewahren?**
   - Wareneingangskontrolle: Zustand der Ware, Anlieferungstemperatur
   - Temperaturprüfung der Kühl-/Tiefkühleinrichtungen
   - Auftauprozess bei TK Ware
   - Haltbarkeit der Lebensmittel (Verbrauchs-/Verfallsdatum)
   - Reinigungsnachweise
   - Nachweis der Schädlingsprophylaxe/-bekämpfung

- Nachweis der Personalschulungen
- Überprüfung der Temperatur des angelieferten Mittagessens (mindestens +65 °C)
- Prüfung der Kerntemperatur, wenn selber gekocht wird (70 °C für 10 min oder 80 °C für 3 min)

Um das einheitliches Vorgehen in ihrer Kita nachzuweisen empfehlen wir, die Dokumentation jeweils 2 Jahre aufzubewahren.

**4. Welche Anforderungen sind an Küchenräume zu stellen?**

Grundsätzlich muss der gesamte Küchenbereich gut beleuchtet, immer sauber, frei von baulichen Schäden und ordentlich aufgeräumt sein.

Nur aufgeräumte Küchen können leichter gesäubert und in hygienisch einwandfreiem Zustand gehalten werden.

Daraus ergeben sich die folgenden Anforderungen:
- Ausreichende Arbeitsflächen müssen vorhanden sein, die hygienisch einwandfreie Arbeitsgänge ermöglichen (Trennung reine/unreine Arbeitsgänge).
- Alle Flächen, die mit Lebensmitteln in Berührung kommen, müssen leicht zu reinigen und ggf. zu desinfizieren sein.
- Die Ansammlung von Schmutz, der Kontakt von Lebensmitteln mit Stoffen wie z. B. Reinigungs- und Desinfektionsmitteln, die Bildung von Kondensat oder Schimmelbildung muss generell vermieden werden.
- Geeignete, ausreichend große Lagermöglichkeiten und Kühlschränke mit einer Möglichkeit der Temperaturkontrolle sind vorzuhalten.
- Toilettenräume dürfen nicht in Räume öffnen, in denen mit Lebensmitteln umgegangen wird.
- Sanitären Anlagen müssen über eine angemessene, natürliche oder künstliche Belüftung verfügen.
- Es müssen separate Handwaschbecken vorhanden sein, die eine Warm- und Kaltwasserzufuhr haben; darüber hinaus Mittel zum Händewaschen-/desinfizieren und zum hygienischen Händetrocknen.
- Waschbecken zum Waschen der Lebensmittel sind von den Handwaschbecken zu trennen.

- Angemessene Umkleidemöglichkeiten für das Personal sollten vorhanden sein.
- Die Bodenbeläge und Wandflächen müssen leicht zu reinigen, wasserundurchlässig, bzw. Wasser abstoßend und abriebfest sein. Defekte sind sofort auszubessern, der Boden ist rutschhemmend auszuführen.
- Decken müssen so gebaut sein, dass Schmutzansammlungen und Schimmelbefall verhindert werden.
- Außenfenster, die geöffnet werden können, benötigen ein engmaschiges Insektenschutzgitter.
- Alle Küchenaufbauten müssen leicht zu reinigen sein, kein Holz verwenden.

▶ Bei Neu- oder Umbauten in der Kitaküche sollte man die Planungen mit dem zuständigen Amt für Lebensmittelüberwachung vor Beginn abstimmen und ggf. eine bauhygienische Stellungnahme durch qualifiziertes Hygienefachpersonal einholen (Abb. 6.2).

5. **Was ist bei der Personalhygiene in der Küche zu beachten?**
Vor Arbeitsbeginn ist der Handschmuck (Ringe, Uhren, Armbänder) abzulegen!
Diese Gegenstände verhindern ein hygienisches Reinigen/Desinfizieren der Hände (Abb. 6.3). Weitere Voraussetzungen sind:
- saubere und zusammengebundene Haare,
- ordentliche Arbeitskleidung,
- Fingernägel müssen frei von Schmutz und kurz geschnitten sein,
- erkrankte Mitarbeiter dürfen in der Küche nicht tätig werden!

▶ Mitarbeiter mit infizierten Wunden, Hautinfektionen oder eitrigen Geschwüren an den Händen und Unterarmen dürfen nicht mit Lebensmitteln in Berührung kommen, wenn die Gefahr besteht, dass krankmachende Keime auf die Speisen übertragen werden können.

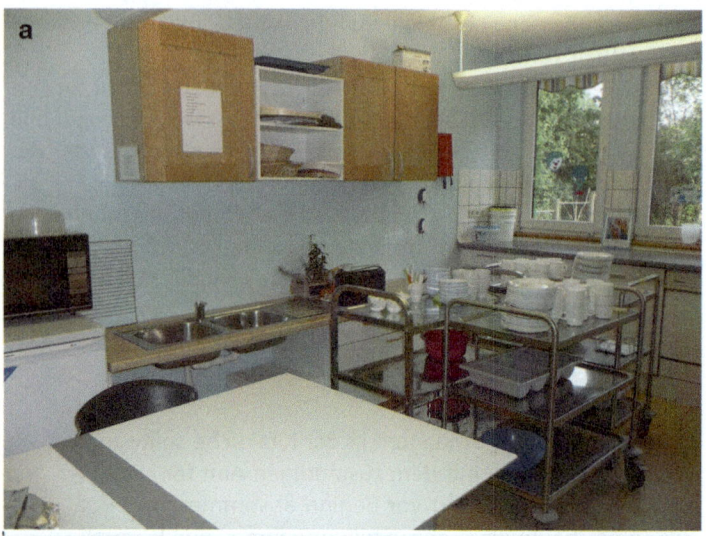

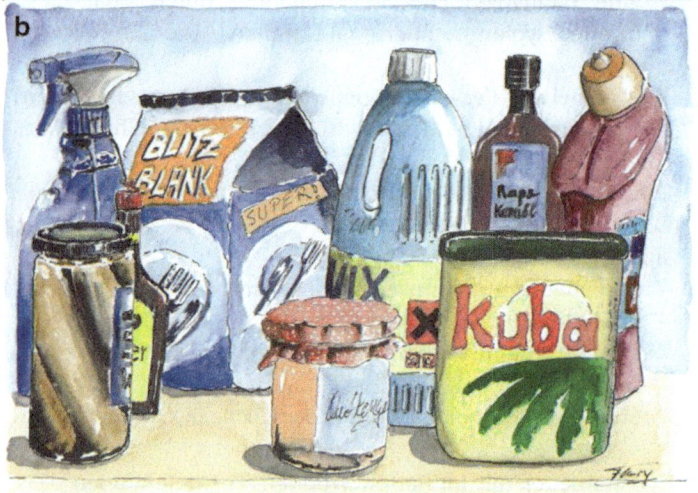

**Abb. 6.2 a, b a** In der Küche sind Ordnung und Sauberkeit der Schlüssel zum Erfolg. **b** Lebens- und Reinigungsmittel gehören nicht zusammen. (Zeichnungen: Ulrich Flury, Freiburg, © Deutsches Beratungszentrum für Hygiene, BZH, GmbH)

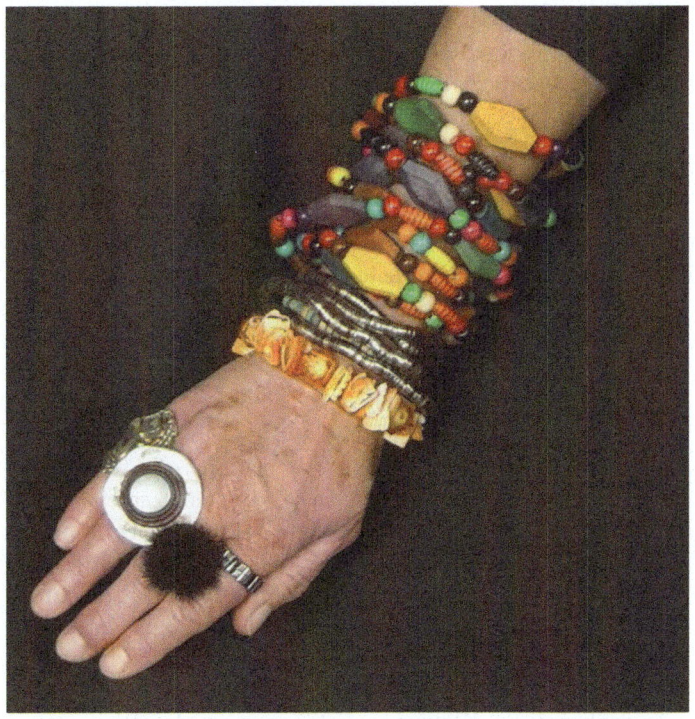

**Abb. 6.3** Nicht nur, wenn die Hände so aussehen, hat man ein Problem, denn es gilt: Kein Schmuck, keine Uhren und saubere, kurze Fingernägel. (© Deutsches Beratungszentrum für Hygiene, BZH, GmbH)

6. **Was ist bei der Händehygiene in der Küche zu beachten?**
Die meisten Krankheitskeime werden direkt durch die Hände übertragen.
Die Hände werden vor Arbeitsbeginn, vor der Essenszubereitung, bei sichtbarer Verschmutzung, beim Wechsel von unreinen und reinen Arbeitsvorgängen und nach jedem Toilettengang gründlich gewaschen.
Die Händetrocknung erfolgt ausschließlich mit Einmalhandtüchern.
Das Ablecken der Hände in der Küche ist verboten!

Zubereitete Lebensmittel dürften nicht direkt mit den Händen angefasst werden. Einmalhandschuhe oder Besteck sollten bei Bedarf verwendet werden.
Zum Abschmecken von Speisen sind nur Untertassen oder Löffel (einmal) zu verwenden.
Verletzungen an den Händen sollten wasserfest abgedeckt werden.
Nicht in die Handflächen husten oder niesen!
7. **Wann werden die Hände in der Küche desinfiziert?**
Eine Händedesinfektion, zusätzlich zum Händewaschen ist in den folgenden Fällen erforderlich: bei Arbeitsbeginn, nach Toilettenbesuch, nach Nasenputzen und Husten, nach der Pause, beim Wechsel von unreinen zu reinen Arbeitsvorgängen, nach Umgang mit rohem Geflügel, Salat und Gemüse und sonstigen rohen, unreinen Lebensmitteln, vor der Speisenportionierung, nach Beendigung von Reinigungs- und Schmutzarbeiten (Säubern von Abfalleimern usw.), nach dem Anfassen verschmutzter Gegenstände (dazu gehören auch Verpackungseinheiten).
8. **Worauf ist bei der Arbeitskleidung in der Küche zu achten?**
Die saubere Arbeitskleidung muss den Rumpf vollständig bedecken. Dadurch wird eine Verschmutzung und bakterielle Verunreinigung der Lebensmittel vermieden.
Je sauberer die Kleidung, desto geringer das Risiko einer Keimübertragung auf die Speisen. Bei Verschmutzung ist die Arbeitskleidung sofort zu wechseln.
Während der Küchenarbeit wird dringend empfohlen, das Haar zu bedecken: Damit wird das berühmt-berüchtigte „Haar in der Suppe" vermieden.
9. **Welche Kontrollen sind bei der Warenannahme durchzuführen?**
Bei jeder Warenannahme von Lebensmitteln ist eine Sicht-, Geruchs- und ggf. Temperaturkontrolle erforderlich (▶ Checkliste Eigenkontrolle Warenannahme). Diese Maßnahme ist unabhängig davon, wer die Lebensmittel liefert, durchzuführen. Verschmutzte und beschädigte Verpackungen, Falschlieferungen und Lebensmittel, welche die Temperaturgrenze überschreiten, sind zurückzuweisen.
Die Warenannahme ist zu dokumentieren.

10. **Bei welchen Lebensmitteln sind besondere Vorsichtsmaßnahmen notwendig?**
 Dazu gehören leicht verderbliche Lebensmittel, in denen sich Keime besonders einfach vermehren und zu schweren Lebensmittelinfektionen führen können. Zu den leicht verderblichen Lebensmitteln gehören:
 – Fleisch, Geflügelfleisch und Erzeugnisse daraus,
 – Milch und Erzeugnisse auf Milchbasis,
 – Fische, Krebse oder Weichtiere und Erzeugnisse daraus,
 – Eiprodukte,
 – Säuglings- und Kleinkindernahrung,
 – Speiseeis und Speiseeishalberzeugnisse,
 – Backwaren mit nicht durchgebackener oder durcherhitzter Füllung oder Auflage,
 – Feinkost-, Rohkost- und Kartoffelsalate, Marinaden, Mayonnaisen, andere emulgierte Soßen, Nahrungshefen.
 – Sprossen und Keimlinge zum Rohverzehr sowie Samen zur Herstellung von Sprossen und Keimlingen zum Rohverzehr.
 Leicht verderbliche Lebensmittel sind zu kühlen! Die Vermehrung der meisten Bakterien in Lebensmitteln wird durch Kühlen verlangsamt, aber nicht gestoppt. Lebensmittel, die nach kurzer Zeit ein Risiko für die menschliche Gesundheit darstellen können, sind anstelle des Mindesthaltbarkeitsdatums (MHD) mit einem Verbrauchs- bzw. Verfallsdatum versehen. Sie dürfen nach Ablauf des Verbrauchsdatums nicht mehr verzehrt werden.
 Lebensmittel, die selber eingefroren werden, müssen mit dem Einfrierdatum versehen werden.
 Unverpackte leicht verderbliche Lebensmittel sind abgedeckt im Kühlschrank zu lagern.

▶ Wenn Eltern oder Mitarbeiter selber Kühl- und Tiefkühlware einkaufen, ist die Ware während des Transportes zu kühlen und die Temperatur in der Kühlbox muss gemessen werden.

11. **Worauf ist beim Auftauen von Lebensmitteln zu achten!**
Tiefgefrorenes Fleisch und Geflügel sind vor dem Zubereiten (Erhitzen) sachgemäß aufzutauen (Auffangschale für Tauwasser verwenden)!
Wenn nicht alle Teile aufgetaut sind, kann beim Erhitzen die zur Abtötung von Mikroorganismen nötige Kerntemperatur in den dickeren Stücken, z. B. Geflügelbrust, nicht erreicht werden.
Am besten taut man tiefgefrorene Lebensmittel immer im Kühlschrank (langsam) oder in der Mikrowelle (Auftauprogramm) auf.
Das von Fleisch und Geflügel gebildete Tauwasser ist wegzuschütten, es enthält viele Keime. Die damit in Berührung gekommenen Gegenstände sind in der Spülmaschine (bei 60 °C) aufzubereiten und die Flächen sorgfältig zu reinigen.

▶ Bei vielen gekauften tiefgekühlten Lebensmitteln entfällt vor der Zubereitung das Auftauen. Es sind somit immer auch die Herstellerangaben zu beachten!

12. **Welche Regeln sind beim Zubereiten von Speisen zu beachten?**
Lebensmittel wie Fleisch- und Fischgerichte einschließlich ihrer Füllungen sind völlig durchzuerhitzen. Dazu sind Kerntemperaturen von 70 °C für 10 min oder 80 °C für 3 min erforderlich, denn bloßes Ankochen oder Anbraten tötet Keime im Inneren der Gerichte nicht ab. Rühr- und Spiegeleier müssen immer durchgebraten werden (kein „Glibber"). Eier sollten mindestens 5 min kochen. Speisen sollten nach dem Kochen maximal für 3 h bei einer Temperatur von 65 °C warmgehalten werden. Beim Zwischenlagern sind erhitzte Speisen von rohen Lebensmitteln getrennt zu halten. Bei der Zubereitung zusammengesetzter Speisen wie Kartoffel- oder Nudelsalaten sind die gekochten Komponenten vorher herunterzukühlen. Leicht verderbliche Lebensmittel sind zügig zu verarbeiten, damit sie

der Küchenwärme nicht ausgesetzt werden. Gegarte Speisen nicht mit der Hand anfassen, Einmalhandschuhe oder geeignete Bestecke verwenden.

13. **Können Tischreste nach dem Mittagessen aus den Gruppenräumen eingefroren und nochmals verwendet werden?**
Tischreste aus den Gruppenräumen werden generell entsorgt. Um das Entstehen von Lebensmittelabfällen zu vermeiden sollten daher nur die Dinge auf den Tisch gebracht werden, die mit hoher Wahrscheinlichkeit auch verzehrt werden. Im Zweifel lieber öfter Nachschub aus der Küche holen, als Lebensmittel wegzuwerfen!

14. **Unsere Frischmilch wird durch einen Anlieferungsservice sehr früh morgens „vor die Haustür" gestellt. Ist dies zulässig?**
Nein, da die Milch zumindest im Sommer nicht kühl genug gelagert wird und somit die Kühlkette unterbrochen ist. Mit zwei Kühltaschen (Wechsel-Prinzip) ist das Problem aber leicht zu beheben und das Produkt auch noch vor äußeren Einflüssen geschützt.

15. **Können wir im Sommer mit den Kindern in der Einrichtung Eis essen?**
Wenn die Einhaltung der Kühlkette bei Transport und Lagerung beachtet wird, spricht nichts dagegen.

16. **Welche Anforderungen sind an die Zubereiten von Säuglingsnahrung zu stellen?**
Säuglingsnahrung immer getrennt von anderen Lebensmitteln zubereiten.
Die Zubereitungsflächen müssen absolut sauber sein.
Die Personalhygiene und vor allem die Händehygiene sind strikt einzuhalten!
Wasser kurz ablaufen lassen und danach abkochen. Im Allgemeinen kann man in Deutschland das Leitungswasser verwenden (Wasser aus Bleileitungen darf nicht verwendet werden). Die Wasserwerke geben Auskunft über die mineralische Zusammensetzung und den Härtegrad.
Wird Flaschenwasser verwendet, unbedingt auf den Hinweis „zur Zubereitung von Säuglingsnahrung geeignet" achten.

Nach dem Abkochen Wasser abkühlen (bis ca. 40 °C) lassen. Wichtig ist die Zubereitungsanleitung auf der Verpackung, wobei immer genauestens die angegebene Menge an Wasser und Milchpulver eingehalten werden sollte.

Nun gibt man die abgemessene Menge Milchpulver zu dem Wasser in die Flasche, verschließt diese und bewegt sie vorsichtig (damit so wenig Luftblasen wie möglich entstehen), bis sich das Pulver aufgelöst hat. Die Temperatur vor dem Trinken sollte auf 37 °C (Körpertemperatur) abgekühlt sein.

Nicht getrunkene oder verwendete Milch nach einer Stunde nicht mehr verwenden! Zubereitete Milchflaschen sollten nicht länger als 60 min im Flaschenwärmer stehen.

Milchnahrung darf nicht wieder aufgewärmt werden! Keine Mikrowelle benutzen, um Flaschennahrung zuzubereiten oder zu erwärmen. Mikrowellen erwärmen ungleichmäßig und erzeugen „heiße Stellen", durch die sich das Kind den Mund verbrühen kann.

17. **Was ist beim Umgang mit mitgebrachter Muttermilch zu beachten?**

Die Eltern sind für die hygienisch einwandfreie Gewinnung der Muttermilch und für die Einhaltung einer lückenlosen Kühlkette bei deren Transport in die Kita verantwortlich. Das Bundesamt für Risikobewertung empfiehlt folgende Vorgehensweise bei der Annahme und beim Umgang mit mitgebrachter Muttermilch: „Die zur Abgabe in der Kita bestimmte Muttermilch kann frisch und gekühlt oder gefroren sein. Aufgetaute Muttermilch ist für die Abgabe in der Kita nicht geeignet, weil sie besonders schnell verbraucht werden muss. Bei der Annahme der Muttermilch achtet die Betreuungsperson darauf, dass die Babymilchflaschen in einer sauberen Kühltasche mit mehreren dazwischen gelegten Kühlelementen angeliefert wurden. Die Flaschen sollen fest verschlossen, äußerlich sauber und mit dem Namen des Kindes sowie dem Abpumpdatum beschriftet sein. Bei Abweichungen kann die Betreuungsperson die Annahme der Muttermilch verweigern. Frische Muttermilch sollte am Anlieferungstag oder am Vortag gewonnen worden sein, damit sie noch eine ausreichende Lagerreserve aufweist."

Die Lagerung der angenommen Milch erfolgt bei +5 °C im Kühlschrank, wobei kein separater Kühlschrank erforderlich ist und sie sollte am Anlieferungstag verfüttert werden. Um eine Verwechslung zu vermeiden, müssen die Flaschen entsprechend beschriftet sein bzw. eine Lagerung in beschrifteten Boxen ist zu empfehlen, da diese zusätzlich eine Kontamination durch andere Lebensmittel vermeiden.

18. **Wie erfolgt die Reinigung von Flaschen und Saugern?**
 Nach Verwendung Flaschen und Sauger mechanisch vorreinigen (hierbei separate Flaschenbürsten verwenden, die für nichts anderes genommen werden) und Nahrungsreste auch an schlecht erreichbaren Stellen entfernen. Bei gesunden Kindern können die Flaschen danach in der Spülmaschine bei 60 °C gereinigt werden.

19. **Wann ist die Sterilisation von Flaschen und Saugern notwendig?**
 In den ersten 6 Monaten sollten die Flaschen und Sauger zusätzlich sterilisiert werden, danach reicht bei gesunden Kindern die Vorreinigung und anschließende Reinigung in der Spülmaschine aus. Gereinigte Gegenstände können in einem Vaporisator (Gebrauchsanweisung beachten) oder in einem Topf mit kochendem Wasser sterilisiert werden. Hierzu legt man die vorher gründlich gereinigten Gegenstände in das sprudelnd kochende Wasser, sodass sie komplett eingetaucht sind und lässt sie mindestens 3 min kochen. In dieser Zeit werden Bakterien und Viren wirksam abgetötet (zur ganz sicheren Beseitigung sog. sporenbildender Bakterien, die im Alltag aber selten relevant sind, braucht man 15 min Kochzeit).
 Wenn die Gegenstände aus dem Sterilisator (Vaporisator-Kochtopf) entnommen und nicht sofort gebraucht werden, verwahrt man sie zugedeckt an einem sauberen Ort.

20. **Auf was ist beim Umgang mit angelieferten Speisen aus einer Fremdküche zu achten?**
 Die Anlieferung der Speisen muss in ordnungsgemäß gereinigten und geschlossenen Transportbehältern erfolgen. Warme Speisen dürfen die Temperatur von 65 °C nicht unter-, kalte Speisen eine Temperatur von 10 °C nicht

überschreiten. Es sind Temperaturmessungen zum Zeitpunkt der Warenannahme vorzunehmen und zu dokumentieren. Für die Ausgabe sind entsprechende saubere Portionierungsgerätschaften zu nutzen. Der direkte Kontakt der Lebensmittel mit den Händen des Personals ist verboten.

21. **Wie gehe ich mit Speisen um, die die Eltern oder Kinder mitbringen?**

Die zum eigenen Verzehr mitgebrachten Lebensmittel sollten nicht leicht verderblich sein und nach Möglichkeit ungekühlt den Tag über gelagert werden können (oder es gibt genügend Kühlschränke). Gegen das Mitbringen von Lebensmitteln, die nicht nur für den Eigenbedarf gedacht sind (z. B. zum Geburtstag, Feste), bestehen dann keine Bedenken, wenn die Lebensmittel kommerziell hergestellt sind bzw. bei häuslicher Herstellung der Lebensmittel diese nicht leicht verderblich sind und Gerichte mit Verwendung von Rohei ausreichend erhitzt wurden. Selbstverständlich muss bei kühlpflichtigen Lebensmitteln die Kühlkette eingehalten werden. Vor dem Essen ist durch das Personal festzustellen, ob sich die mitgebrachten Lebensmittel in einem einwandfreien Zustand befinden. Übriggebliebene, leicht verderbliche Lebensmittel sind am gleichen Tag zu entsorgen.

22. **Welchen Nutzen haben Rückstellproben?**

Rückstellproben sind gesetzlich nicht in jedem Fall vorgeschrieben. Im Fall lebensmittelbedingter Erkrankungen lässt sich aber anhand der Proben oft ein klärender Nachweis erbringen. Daher empfehlen die Autoren Rückstellproben uneingeschränkt. So sollten von allen leicht verderblichen Menükomponenten, je ca. 100 g in sauberen Behältnissen oder Gefrierbeutel abgefüllt, verschlossen und bei $-18\,°C$ tiefgefroren werden. Auf Rückstellproben von industriell gefertigten Speisen in Fertigpackungen sowie Kartoffeln, Reis, Nudeln und Obst kann verzichtet werden. Die Behältnisse sind mit Datum, Inhalt und Unterschrift zu kennzeichnen. Die Aufbewahrungsdauer sollte wegen den verschieden langen Inkubationszeiten mindestens 14 Tage betragen. Nach dieser Frist sind die Inhalte zu entsorgen und die Containerbehältnisse in der Spülmaschine aufzubereiten und danach sofort wieder in der Tiefkühleinrichtung zu lagern, bis zur Wiederbefüllung. Am besten wird für die Rückstellproben ein eigener Kühlschrank verwendet.

23. **Was sind reine und nicht reine Arbeitsvorgänge in einer Küche?**

Zu den reinen Arbeitstätigkeiten in einer Küche gehören: Speisenzubereitung, Kochen, Braten, Frittieren, Portionieren, Speisenausgabe, Lagerung fertiger und portionierter Speisen sowie arbeiten mit sauberem Geschirr und Besteck.

Zu den nicht reinen Arbeitstätigkeiten gehören: Lagerung von Vorprodukten, Putzen von Gemüse, Vorbereitung frischer tierischer Lebensmittel, Auftauen roher tierischer Lebensmittel, Zerlegen roher tierischer Lebensmittel, Vorspülen von Töpfen und Geschirr, Abfallentsorgung und Reinigungsarbeiten.

Die reinen und nicht reinen Arbeitsgänge sind strikt voneinander zu trennen, damit es nicht zu einer Kreuzkontamination kommt.

24. **Wie oft müssen die Putztücher in der Küche gewechselt werden?**

Alle Tücher, die für die Reinigung der Kücheneinrichtung und Gerätschaften benutzt werden, sind täglich zu erneuern! Tücher werden in der Waschmaschine bei einer Temperatur von mindestens 60 °C gewaschen damit Mikroorganismen ausreichend abgetötet werden. Die Tücher müssen nach dem Waschen getrocknet werden.

Bei Verwendung von Einwegtüchern sind diese arbeitstäglich zu verwerfen.

25. **Können Reinigungs- und Desinfektionsmittel in der Küche gelagert werden?**

Nein, Substanzen wie Reinigungs- und Desinfektionsmittel sind außerhalb der Küche in einem beschrifteten und verschlossenen Schrank zu lagern. Damit wird die Verwechslung dieser Substanzen mit Lebensmitteln ausgeschlossen.

# Schädlingsprophylaxe und -bekämpfung 7

1. **Welche Gefahren können von Schädlingen ausgehen?**
   Nagetiere, Insekten und Milben können durch Fraßstellen oder Exkremente (Kot und Urin) Lebensmittel verderben und auch zur Weiterverbreitung von Krankheitserregern beitragen.
2. **Was können wir in der Einrichtung gegen Schädlinge selber tun?**
   Das wichtigste ist, auf Sauberkeit und Ordnung zu achten! Eine regelmäßige Kontrolle auf Schädlingsbefall (optisch und/oder mit Klebefallen) ist sinnvoll (▸ Checkliste Eigenkontrolle Schädlingsbefall).
   Schächte mit Installationsleitungen gegen Zulauf von Schadnagern sichern. Auf intakte Kellerfenster achten, diese ggf. mit Drahtgittern sichern (Maschenweite nicht größer als 12 mm), um die Einwanderung von Ratten und verwilderten Hauskatzen zu verhindern, die Schädlinge übertragen können. Abdichtung von Fugen, Spalten oder Rissen um

Rohrleitungen, im Mauerwerk, im Bereich von Waschbecken und an Türrahmen. Befestigung von losen Fliesen. Dies sind alles Orte, an denen sich Schädlinge gern verbergen.
3. **Was ist beim nachgewiesenen Schädlingsbefall zu tun?**
Die Ermittlung von Art und Ausmaß des Schädlingsbefalls erfolgt am besten durch einen Schädlingsbekämpfer. Die Bekämpfungsmaßnahmen in einer Kita sollten zur Sicherheit der Kinder nur von ausgebildetem Fachpersonal ausgeführt werden! Die Dokumentation der durchgeführten Maßnahmen ist erforderlich.
4. **Warum soll man Pfützen und Wasseransammlungen auf Freiflächen rund um den Kindergarten vermeiden?**
Derartige Wasseransammlungen sind Brutstätten für Mücken. Zwar sind in unseren Breiten Mücken wie die asiatische Tigermücke noch selten, aber ihre Ansiedlung sollte verhindert werden, indem man ihr keine geeigneten Lebensräume schafft. Die normalen Mücken sind für die Kinder schon lästig genug und können durch Vermeidung von Wasserlachen zurückgedrängt werden.
5. **Was kann ich gegen Zecken tun?**
Gegen Zecken hilft nur lange Kleidung, damit sie nicht auf die Haut gelangen. Wichtig ist auch die Impfung gegen die Frühsommermeningoenzephalitis, die durch Zecken übertragen wird. Tritt an der Stelle des Zeckenbisses eine wandernde Hautrötung (Erythema migrans) auf, ist unbedingt der Arzt aufzusuchen, da dies eine Infektion mit Borrellien anzeigt.

# Checklisten zur Eigenkontrolle – Maßnahmen in der KITA-Küche

**8**

Siehe Abb. 8.1a–i.

**(a)**

| Checkliste Warenannahme | | | |
|---|---|---|---|
| Lieferung vom: ................................................................................................ | | | |
| Ware: ................................................................................................................ | | | |
| Temperatur-Richtwert | | | |
| Tiefkühlware | - 18°C (3°C Toleranz) | Ist-Wert ......°C | |
| Kühlware | 7 bis 10°C | Ist-Wert ......°C | |
| Verpackung | ☐ i. O. | ☐ | beanstandet |
| Produktbeschaffenheit | ☐ i. O. | ☐ | beanstandet |
| Mindesthaltbarkeitsdatum | ☐ i. O. | ☐ | beanstandet |
| Schädlingsfrei | ☐ i. O. | ☐ | beanstandet |
| Ware zurückgewiesen, weil ................................................................................................................ ................................................................................................................ ................................................................................................................ | | | |
| Unterschrift: ................................................................................................................ ................................................................................................................ | | | |
| © 2020, Springer-Verlag, Berlin, Heidelberg. Aus: Giemulla/Schulz-Stübner, Hygiene in Kindertagesstätten – Fragen und Antworten. | | | |

**Abb. 8.1** a–i **a** Checkliste Warenannahme. **b** Checkliste Lagerung von Lebensmitteln. **c** Checkliste Küchenhygiene. **d** Checkliste Reinigungs- und Desinfektionsplan. **e** Checkliste Temperatur Kühlschrank. **f** Checkliste Temperatur Tiefkühlschrank. **g** Checkliste Zubereitungstemperatur der Speisen. **h** Checkliste Ausgabetemperatur der Speisen. **i** Checkliste Schädlingsprophylaxe

© Springer-Verlag GmbH Deutschland, ein Teil von Springer Nature 2020
R. Giemulla und S. Schulz-Stübner, *Hygiene in Kindertagesstätten*, https://doi.org/10.1007/978-3-662-60828-9_8

**(b)**

| Checkliste Lagerung von Lebensmitteln | | | |
|---|---|---|---|
| Geprüft am:<br>Unterschrift: | **Ja** | **Nein** | **Korrekturmaßnahme** |
| Lagerbereich sauber, ordentlich und aufgeräumt | | | |
| Ausreichende Beleuchtung | | | |
| Lebensmittel ordentlich eingeräumt; keine Lebensmittel auf dem Fußboden | | | |
| Keine offenen Lebensmittelreste; keine verschütteten oder vergossenen Lebensmittel | | | |
| Ware nach „First-in, first-out" System gelagert | | | |
| Keine Ware mit abgelaufenem Verfallsdatum | | | |
| Saubere und intakte Lager- und Transportbehälter | | | |
| Produkttrennung wie vorgeschrieben | | | |
| Wandabstand eingehalten; Regale nicht überfüllt | | | |
| Bedarfsgegenstände und Betriebschemikalien getrennt gelagert | | | |
| Getränke und Leergut separat gelagert | | | |
| Kein Schimmelbefall; Lager ausreichend belüftet | | | |

© 2020, Springer-Verlag, Berlin, Heidelberg. Aus: Giemulla/Schulz-Stübner, Hygiene in Kindertagesstätten – Fragen und Antworten.

**Abb. 8.1** (Fortsetzung)

**(c)**

| Checkliste Küchenhygiene | | | |
|---|---|---|---|
| Geprüft am:<br>Unterschrift: | Ja | Nein | Korrekturmaßnahme |
| Saubere Arbeitsflächen | | | |
| Saubere Böden und Wände | | | |
| Ausreichende Beleuchtung | | | |
| Saubere Waschbecken | | | |
| Handwaschbecken komplett ausgestattet (Flüssigseife, Desinfektionsmittel, Handtuchspender) | | | |
| Desinfektionsspender aufgefüllt | | | |
| Temperaturanzeigen funktionsfähig | | | |
| Bereitstellung Putzlappen in Ordnung | | | |
| Spülmaschinen funktionsfähig | | | |
| Alle Geräte funktionsfähig | | | |
| Abzugshauben funktionsfähig | | | |
| Ausreichend Abfallbehälter | | | |
| Keine Ware mit abgelaufenem Verfallsdatum | | | |
| Saubere Transportbehälter | | | |
| Einhaltung der Personalhygiene durch die Mitarbeiter | | | |

© 2020, Springer-Verlag, Berlin, Heidelberg. Aus: Giemulla/Schulz-Stübner, Hygiene in Kindertagesstätten – Fragen und Antworten.

**Abb. 8.1** (Fortsetzung)

**(d)**

| Checkliste Reinigungs- und Desinfektionsplan | | | | | | |
|---|---|---|---|---|---|---|
| Jahr:  Monat:  KW: | | Mo | Di | Mi | Do | Fr |
| Arbeitsflächen | Reinigung | | | | | |
| | Desinfektion | | | | | |
| Aufschnittmaschinen, Gerätschaften, Kochgeräte | Reinigung | | | | | |
| Handwaschbecken | Reinigung | | | | | |
| Wände, Fliesen, Türen | Reinigung | | | | | |
| Kühlschränke | Reinigung | | | | | |
| Backöfen | Reinigung | | | | | |
| Behälter Speisenausgabe, Abfallbehälter | Reinigung | | | | | |
| Servicewagen | Reinigung | | | | | |
| Nach Erledigung mit Namenskürzel abzeichnen | | | | | | |
| © 2020, Springer-Verlag, Berlin, Heidelberg. Aus: Giemulla/Schulz-Stübner, Hygiene in Kindertagesstätten – Fragen und Antworten. | | | | | | |

**Abb. 8.1** (Fortsetzung)

**(e)**

| Checkliste Temperatur Kühlschrank | | | |
|---|---|---|---|
| Jahr:<br>Monat: | Temperatur Kühlschrank<br>Soll: +2°C bis +7°C | Korrekturmaßnahme | Unterschrift |
| Tag: | | | |
| 01. | | | |
| 02. | | | |
| 03. | | | |
| 04. | | | |
| 05. | | | |
| 06. | | | |
| 07. | | | |
| 08. | | | |
| 09. | | | |
| 10. | | | |
| 11. | | | |
| 12. | | | |
| 13. | | | |
| 14. | | | |
| 15. | | | |
| 16. | | | |
| 17. | | | |
| 18. | | | |
| 19. | | | |
| 20. | | | |
| 21. | | | |
| 22. | | | |
| 23. | | | |
| 24. | | | |
| 25. | | | |
| 26. | | | |
| 27. | | | |
| 27. | | | |
| 28. | | | |
| 29. | | | |
| 30. | | | |
| 31. | | | |

© 2020, Springer-Verlag, Berlin, Heidelberg. Aus: Giemulla/Schulz-Stübner, Hygiene in Kindertagesstätten – Fragen und Antworten.

**Abb. 8.1** (Fortsetzung)

**(f)**

| Checkliste Temperatur Tiefkühlschrank | | | |
|---|---|---|---|
| Jahr:<br>Monat:<br>Tag: | Temperatur Kühlschrank<br>Soll: -18° C | Korrekturmaßnahme | Unterschrift |
| 01. | | | |
| 02. | | | |
| 03. | | | |
| 04. | | | |
| 05. | | | |
| 06. | | | |
| 07. | | | |
| 08. | | | |
| 09. | | | |
| 10. | | | |
| 11. | | | |
| 12. | | | |
| 13. | | | |
| 14. | | | |
| 15. | | | |
| 16. | | | |
| 17. | | | |
| 18. | | | |
| 19. | | | |
| 20. | | | |
| 21. | | | |
| 22. | | | |
| 23. | | | |
| 24. | | | |
| 25. | | | |
| 26. | | | |
| 27. | | | |
| 27. | | | |
| 28. | | | |
| 29. | | | |
| 30. | | | |
| 31. | | | |
| © 2020, Springer-Verlag, Berlin, Heidelberg. Aus: Giemulla/Schulz-Stübner, Hygiene in Kindertagesstätten – Fragen und Antworten. | | | |

**Abb. 8.1** (Fortsetzung)

**(g)**

| Checkliste Zubereitungstemperatur der Speisen | | | |
|---|---|---|---|
| Jahr:<br>Monat:<br>Tag: | Nahrungsmittel benennen | Zubereitungskern-<br>temperatur Soll:<br>70°C/10 min<br>80°C/5 min | Unterschrift |
| 01. | | | |
| 02. | | | |
| 03. | | | |
| 04. | | | |
| 05. | | | |
| 06. | | | |
| 07. | | | |
| 08. | | | |
| 09. | | | |
| 10. | | | |
| 11. | | | |
| 12. | | | |
| 13. | | | |
| 14. | | | |
| 15. | | | |
| 16. | | | |
| 17. | | | |
| 18. | | | |
| 19. | | | |
| 20. | | | |
| 21. | | | |
| 22. | | | |
| 23. | | | |
| 24. | | | |
| 25. | | | |
| 26. | | | |
| 27. | | | |
| 28. | | | |
| 29. | | | |
| 30. | | | |
| 31. | | | |
| © 2020, Springer-Verlag, Berlin, Heidelberg. Aus: Giemulla/Schulz-Stübner, Hygiene in Kindertagesstätten – Fragen und Antworten. | | | |

**Abb. 8.1** (Fortsetzung)

**(h)**

| Checkliste Ausgabetemperatur der Speisen ||||
|---|---|---|---|
| Jahr:<br>Monat:<br>Tag: | Nahrungsmittel benennen | Ausgabetemperatur<br>Warm: Soll: 65° C<br>Kalt: Soll: 7° C | Unterschrift |
| 01. | | | |
| 02. | | | |
| 03. | | | |
| 04. | | | |
| 05. | | | |
| 06. | | | |
| 07. | | | |
| 08. | | | |
| 09. | | | |
| 10. | | | |
| 11. | | | |
| 12. | | | |
| 13. | | | |
| 14. | | | |
| 15. | | | |
| 16. | | | |
| 17. | | | |
| 18. | | | |
| 19. | | | |
| 20. | | | |
| 21. | | | |
| 22. | | | |
| 23. | | | |
| 24. | | | |
| 25. | | | |
| 26. | | | |
| 27. | | | |
| 28. | | | |
| 29. | | | |
| 30. | | | |
| 31. | | | |
| © 2020, Springer-Verlag, Berlin, Heidelberg. Aus: Giemulla/Schulz-Stübner, Hygiene in Kindertagesstätten – Fragen und Antworten. ||||

**Abb. 8.1** (Fortsetzung)

**(i)**

| Schädlingsprophylaxe | | | |
|---|---|---|---|
| Geprüft am:<br>Unterschrift: | Ja | Nein | Korrekturmaßnahme |
| Alle Türen und Außenöffnungen geschlossen; Türen schließen dicht ab | | | |
| Insektenschutzgitter intakt, keine Löcher | | | |
| Abfallsammelstellen in ordentlichem Zustand; Abfallbehälter geschlossen | | | |
| Keine offenen Lebensmittelreste; keine verschütteten oder vergossenen Lebensmittel | | | |
| Lebensmittel werden nicht auf dem Fußboden gelagert | | | |
| Außenbereiche sauber, übersichtlich und frei von Unkraut | | | |
| Fußböden, Arbeitsflächen, Regale sauber, ohne Schmutz und Lebensmittelreste | | | |
| Keine lebenden oder toten Tiere gesichtet | | | |
| Keine Fraßschäden an Verpackungen oder Lebensmitteln | | | |
| Keine Hinweise auf Schädlingsbefall (Kotspuren, Nester, Gespinste etc.) | | | |
| Keine ungewöhnlichen Gerüche | | | |
| Nagerköderstationen an Ort und Stelle (wenn vorhanden) | | | |

© 2020, Springer-Verlag, Berlin, Heidelberg. Aus: Giemulla/Schulz-Stübner, Hygiene in Kindertagesstätten – Fragen und Antworten.

**Abb. 8.1** (Fortsetzung)

# In die Kita oder zum Arzt – Die wichtigsten Kinderkrankheiten: Symptome, Maßnahmen in der Einrichtung, Therapie und Impfprävention

**9**

1. **Was tun beim Arztbesuch?**
   Müssen Sie mit Ihrem Kind zum Arzt und haben den Verdacht auf eine Infektionskrankheit, so sollten Sie nicht einfach ins allgemeine Wartezimmer gehen. Informieren Sie das Praxisteam über Ihren Verdacht. In der Regel kommen Sie und Ihr Kind dann direkt in einen Behandlungsraum, in Kinderkliniken ggf. auch in spezielle Untersuchungs- und Aufnahmebereiche für Infektionskrankheiten, um eine mögliche Ansteckungsgefahr für Mitpatienten zu vermeiden. Auch kann es sein, dass Sie und Ihr Kind gebeten werden, einen Mund-Nasen-Schutz zu tragen und sich die Hände zu desinfizieren.

© Springer-Verlag GmbH Deutschland, ein Teil von
Springer Nature 2020
R. Giemulla und S. Schulz-Stübner, *Hygiene in Kindertagesstätten*, https://doi.org/10.1007/978-3-662-60828-9_9

## 2. Was tun bei Husten, Schnupfen, Heiserkeit

Hinter den Symptomen „Husten, Schnupfen, Heiserkeit" verbergen sich meist harmlose Viruserkrankungen durch Rhinoviren. Diese sind sehr leicht übertragbar, sodass nicht selten die ganze Familie betroffen ist. Die Übertragung von Viren in Tröpfchen, die beim Niesen oder Husten ausgeschleudert werden und dann über Tröpfcheninfektion auf einen anderen Menschen übertragen werden, ist eher selten. Weitaus häufiger ist die direkte Übertragung, z. B. über kontaminierte Hände oder die indirekte über Gegenstände. Deshalb ist es besonders wichtig, sich in der Erkrankungsphase gut die Hände zu waschen, in die Ellenbeuge zu schnäuzen oder zu husten und Einmaltaschentücher nach Gebrauch sofort wegzuwerfen. Rhinoviren infizieren die Schleimhäute des Nasen- und Rachenraums, bleiben streng lokalisiert und verursachen keine generalisierte Infektion. Hauptsymptom ist ein banaler Schnupfen – seltener bei Kindern eine Bronchitis oder eine bakterielle Superinfektion.

Aufgrund der Vielzahl der Virustypen gibt es derzeit keine wirksame Impfung und die durchgemachte Infektion hinterlässt nur eine kurz andauernde Immunität gegenüber diesem einen Virustypen.

Die Inkubationszeit beträgt wenige Stunden. Etwa 12 h nach der Infektion verlassen die ersten fertigen Viren die Wirtszelle und infizieren die nächsten.

Es gibt keine spezifische Therapie und die Erkrankung verläuft selbstlimitierend. Bei starken Symptomen sollte das Kind für ein bis zwei Tage zu Hause bleiben, um die anderen Kinder in der Gruppe nicht anzustecken.

Wichtig ist die Unterscheidung von „Erkältungskrankheiten" und saisonalen Allergien, die mit ähnlichen Symptomen einhergehen können. Während sich erstere häufig in den kühleren Herbst- und Wintermonaten finden, treten letztere im Frühling und Sommer auf.

Bei Verdacht auf eine Allergie sollte der Kinderarzt aufgesucht werden, um eine entsprechende Testung durchzuführen.

3. **Was tun bei Übelkeit, Erbrechen, Durchfall (Abb. 9.1)?**
Übelkeit, Erbrechen und Durchfall können viele Ursachen haben. Am häufigsten sind virale Infektionen (Noro- oder Rotaviren, wahrscheinlich auch Sapoviren). Seltenere Ursachen sind Lebensmittelvergiftungen durch toxinbildende Bakterien (v. a. Staphylokokken) und bakterielle Infektionen (z. B. Salmonellen, Campylobacter etc.).
Noro- und Rotavirusinfektionen zeichnen sich durch plötzlichen Beginn, schwallartiges Erbrechen, ggf. starken Durchfall und schweres allgemeines Krankheitsgefühl aus. Meist geht es den Kindern nach 2–3 Tagen schon wieder deutlich besser, allerdings werden Viren auch noch länger (bis 14 Tage) ausgeschieden.
Die KITA sollte frühestens zwei Tage nach Verschwinden der Symptome wieder aufgesucht werden und es ist besonders wichtig, sich noch für zwei Wochen besonders gründlich die Hände zu waschen.
Da die Viren sehr leicht übertragen werden können und bereits geringe Mengen für eine Infektion ausreichen, sind Ausbrüche in Gemeinschaftseinrichtungen nicht selten. In diesen Fällen kann zur Unterbrechung der Infektionskette auch eine zeitweise Schließung der KITA erforderlich werden. Damit es nach Möglichkeit nicht so weit kommt, müssen symptomatische Kinder umgehend von

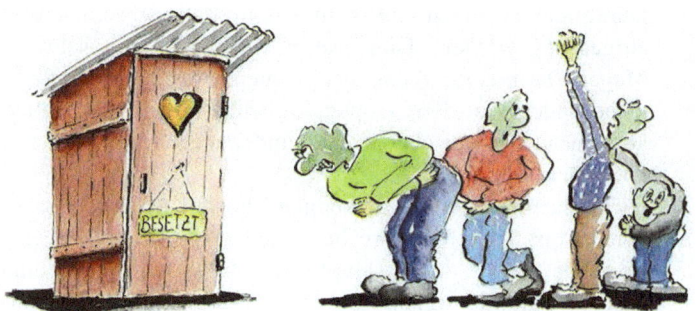

**Abb. 9.1** Bei Durchfall bleibt man besser zu Hause! (Zeichnungen: Ulrich Flury, Freiburg, © Deutsches Beratungszentrum für Hygiene, BZH, GmbH)

den Angehörigen abgeholt werden. Der Kontakt zu anderen Kinder ist nach auftreten der Symptome sofort zu minimieren, die Betreuung ist nach Möglichkeit durch eine einzelne Fachkraft sicherzustellen. Erbrochenes und Stuhl müssen unter Einhaltung der Personalschutzmaßnahmen sofort entfernt werden. Danach müssen die kontaminierten Flächen mit einem viruzid wirksamen Flächendesinfektionsmittel desinfiziert werden. Beim Auftreten von mehr als zwei zusammenhängenden Fällen ist das Gesundheitsamt durch die Einrichtungsleitung zu informieren.

▶ Als Faustregel gilt für alle Erkrankungen, die mit Erbrechen und Durchfall einhergehen, dass die KITA frühestens zwei Tage nach Ende der Symptome wieder besucht werden sollte.

Bei bestimmten bakteriellen Infektionen (z. B. Salmonellen) können längere Beschränkungen oder Stuhlproben erforderlich sein. Genaue Informationen hierzu gibt es dann beim Kinderarzt oder vom Gesundheitsamt.

Während die viralen Erkrankungen i. d. R. unkompliziert verlaufen, gibt es auch einige ernste Erkrankungen, die mit Übelkeit, Erbrechen und Durchfall einhergehen. Immer dann, wenn die Symptome nach 2–3 Tagen nicht besser werden, hohes Fieber, Kreislaufsymptome oder blutige Durchfälle auftreten, muss in jedem Fall der Kinderarzt aufgesucht werden. Dies gilt auch, wenn eine schwere Magen-Darm-Erkrankung nach einem Auslandsaufenthalt, insbesondere in den Tropen, auftritt. In solchen Fällen können auch exotische Erreger und Parasiten Ursache der Krankheit sein.

Die Behandlung von Krankheiten, die mit hohem Flüssigkeitsverlust durch Erbrechen und/oder Durchfall einhergehen, ist i. d. R. symptomatisch. Wichtig ist eine ausreichende Flüssigkeitszufuhr. Hierzu gibt es in der Apotheke spezielle orale Rehydratationslösungen. Die Trockensubstanz enthält die nötigen Mineralien und wird mit Wasser angerührt. Als Hausrezept kann auch ½ Liter abgekochtes

Wasser mit ½ Teelöffel Salz und 5 Teelöffel Traubenzucker gemischt werden. Mit etwas Fruchtsaft abgeschmeckt, wird das Getränk von den meisten Kindern akzeptiert. Bei kleineren Kindern hilft es, den „Zaubertrank" von diesen selbst mischen zu lassen.

4. **Was tun bei Fieber?**

Fieber (hier gemeint: Körpertemperatur gemessen mit Ohrthermometer über 38,5 °C) ist ein unspezifisches Syndrom zahlreicher Erkrankungen, die nicht immer eine infektiöse Ursache haben müssen. Kommt das Fieber schnell, steigt hoch an und ist mit allgemeinem Krankheitsgefühl, Abgeschlagenheit, vielleicht auch Kopf- und Gliederschmerzen verbunden, spricht dies für einen viralen Infekt.

▶ Bei viralen Infektionen sind Antibiotika unwirksam. Gut 80 % aller Atemwegsinfektionen bei Kindern werden durch Viren verursachen und dürfen daher nicht unnötig mit Antibiotika behandelt werden, um unerwünschten Arzneimittelwirkungen vorzubeugen und Resistenzentwicklungen bei Bakterien zu verhindern.

Bei einigen Kleinkindern können, insbesondere bei raschem Fieberanstieg Fieberkrämpfe auftreten. Hierbei handelt es sich in der Mehrzahl der Fälle um selbstlimitierende tonisch-klonische Anfälle, d. h. das Kind wird bewusstlos und schüttelt am ganzen Körper. Nach Abklingen der Krampfaktivität folgt meist eine Phase der Schläfrigkeit (postiktaler Zustand), der sich eine Phase der Reorientierung bis zur vollständigen Erholung der neurologischen Funktionen anschließt. Diese Phasen können wenige Minuten, manchmal aber auch Stunden dauern.

Beim ersten Fieberkrampf sollte der Rettungsdienst mit Notarzt verständigt werden, damit das Kind zur stationären Überwachung und weiteren Diagnostik in eine Kinderklinik gebracht werden kann.

Treten Fieberkrämpfe häufiger auf („Krampfkinder"), so kommt der frühzeitigen Fiebersenkung z. B. durch Wadenwickel oder andere physikalische Maßnahmen und vom Kinderarzt für diesen Zweck verschriebenen Medikamenten (z. B. Paracetamol-Zäpfchen) eine wichtige Bedeutung zu. Meist wird auch ein krampflösendes Medikament für den Notfall (z. B. Diazepam-Rectiole, Midazolam nasal o.ä.) verschrieben.

Bei Wiederholungsanfällen und entsprechend geschulten Eltern ist daher i. d. R. kein Rettungsdiensteinsatz mehr erforderlich, sondern die Alarmierung des Notarztes erfolgt nur bei atypischem Krampfverlauf oder ungewöhnlich lang anhaltenden Symptomen oder anderen Komplikationen.

Kinder mit bekannter Krampfneigung sollten nicht mit Fieber in die KITA geschickt werden. Das KITA-Personal sollte in jedem Fall über eine derartige Krampfneigung informiert werden, um im Falle eines Fieberbeginns aus primärem Wohlbefinden in der Einrichtung entsprechend reagieren zu können.

5. **Was tun bei Mandelentzündung?**

Kinder mit akuter Mandelentzündung haben häufig heftige Halsschmerzen und auch allgemeine Krankheitssymptome, die einen KITA-Besuch ausschließen.

Beim Kinderarzt oder Hals-Nasen-Ohrenarzt sollte nach Möglichkeit der Erreger mittels Abstrich festgestellt werden. Klingen die Symptome von selbst ab bzw. 24 h nach begonnener antibiotischer Therapie bei Streptokokkeninfektionen, ist i. d. R. ein KITA-Besuch wieder möglich und besondere Maßnahmen zum Schutz anderer Kinder vor Ansteckung sind nicht erforderlich. Allerdings sollte während und kurz nach einer Mandelentzündung auf gründliches Händewaschen geachtet werden und Spielzeug nach Möglichkeit nicht in den Mund genommen werden.

6. **Was tun bei Scharlach?**

Der Scharlach ist eine besondere Streptokokkeninfektion, die meist in Form einer Halsentzündung auftritt und von einem charakteristischen Hautausschlag (Exanthem) begleitet wird. Das Scharlachexanthem besteht aus kleinfleckigen Papeln, die am 1. oder 2. Krankheitstag am Oberkörper beginnen und sich von innen nach außen unter Aussparung der Handinnenflächen und Fußsohlen ausbreiten. Zu den charakteristischen Symptomen gehören die periorale Blässe und die Himbeerzunge (dabei handelt es sich um vergrößerte Papillen auf einer belegten Zunge, die sich später abschälen). Nach 6 bis 9 Tagen verschwinden diese Symptome und einige Tage später kommt es zur Abschuppung der Haut, insbesondere der Handinnenflächen und Fußsohlen.

Patienten mit einer akuten Streptokokkeninfektion, die nicht spezifisch behandelt wurden, können bis zu 3 Wochen ansteckend bleibend; unbehandelte Patienten mit eitrigen Ausscheidungen auch länger. Nach Beginn einer wirksamen antibiotischen Therapie besteht jedoch nach 24 h keine Ansteckungsfähigkeit mehr und ein Besuch der Kita ist je nach Schwere der Symptome möglich.

7. **Was tun bei Mittelohrentzündung?**
Mittelohrentzündungen bei Kindern sind nicht selten und mitunter sehr schmerzhaft. Der Kinderarzt oder Hals-Nasen-Ohrenarzt kann die Diagnose anhand des typischen Befundes des Trommelfells stellen. Die Therapie erfolgt in erster Linie mit abschwellenden Nasentropfen, um ein Ablaufen von Sekret aus dem Mittelohr über den Gang zum Nasen-Rachenraum zu ermöglichen. Die Verläufe sind sehr unterschiedlich, wobei die akute Mittelohrentzündung i. d. R. harmlos verläuft und eher selten einer Therapie mit Antibiotika bedarf. Eine unmittelbare Infektionsgefahr für andere Kinder besteht nicht.

Sofern es die Schmerzsymptome erlauben, kann das Kind daher problemlos in die KITA gehen.

8. **Was tun bei Masern?**
Jedes Kind sollte eigentlich gegen Masern geimpft sein. In Deutschland gibt es jedoch aufgrund von Vorurteilen gegen Impfungen teilweise erhebliche Impflücken, die auch immer wieder zu Masernausbrüchen mit teilweise lebensbedrohlichen und auch tödlichen Fällen führen.

Vom Ziel der Weltgesundheitsorganisation zur Ausrottung der Masern sind wir daher noch weit entfernt. In vielen anderen Ländern besteht schon lange eine Impfpflicht beim Besuch von Gemeinschaftseinrichtungen. Eine derartige

gesetzliche Regelung wurde nun auch in Deutschland eingeführt (Masernschutzgesetz).
Bei den Masern handelt es sich um eine hochinfektiöse, hauptsächlich durch Tröpfchen aber mitunter auch durch die Luft übertragbare Erkrankung. Die Erkrankung ist meldepflichtig und bei Auftreten eines Falles wird eine Gemeinschaftseinrichtung i. d. R. bis zum Ende der möglichen Inkubationszeit geschlossen werden.
Ein betroffenes Kind darf frühestens 5 Tage nach Exanthemausbruch und Abklingen der klinischen Symptome wieder in die KITA gehen.
Die Krankheit beginnt mit hohem Fieber und uncharakteristischen Symptomen wie Schnupfen, Halsschmerzen und Husten. Häufig sind die Kinder wegen der Beteiligung der Bindehaut auch lichtscheu. Nach einem ersten Stadium von 3–5 Tagen fällt das Fieber häufig ab, um dann erneut anzusteigen. Zeitgleich treten die typischen, kalkspritzerartigen Flecken auf gerötetem Untergrund der Wangenschleimhaut (Koplik-Flecken) und ein zum Teil zusammenlaufender, fleckförmiger und teilweise knotiger Hausausschlag (Masernexanthem) auf, der sich vom Ohr beginnend innerhalb von 24 h über den ganzen Körper ausbreitet.
Der Ausschlag klingt i. d. R. nach 4–5 Tagen ab. Mitunter kann die Haut noch für einige Tage eine kleieförmige Schuppung zeigen.
Gefürchtete Komplikationen sind Lungenentzündungen und Entzündungen des Zentralnervensystems, die sowohl akut als auch als späte Komplikation (subakute sklerosierende Panenzephalitis, SSPE) im Gefolge der Masern auftreten können. Zwischen der eigentlichen Maserninfektion und dem Auftreten einer SSPE können 5–10 Jahre vergehen.
9. **Was tun bei Röteln?**
Die Röteln sind eine akute Virusinfektion, die mit Fieber, Lymphknotenschwellung und einem zartrosa gefärbten, kleinfleckigem Hautausschlag einhergehen.
Die Übertragung erfolgt durch Tröpfchen oder direkten Kontakt und die Kinder sind bereits 7 Tage vor Auftreten

des Hautausschlages bis 7 Tage danach infektiös, weswegen der genaue Zeitpunkt der Infektion bei Rötelnkontaktpersonen häufig schwer zu bestimmen ist.
Wichtigste Vorbeugung ist auch hier die konsequente Durchführung der Schutzimpfung.
Ein Besuch der KITA ist 7 Tage nach Auftreten des Hautausschlages wieder möglich.

10. **Was tun bei Windpocken?**

Auch der Windpockenerreger (Varizella-Zoster-Virus) ist hochansteckend und die Übertragung erfolgt meist durch direkten Kontakt, in seltenen Fällen auch durch die Luft. Die Infektiosität beginnt bereits 1–2 Tage vor Auftreten des Hautausschlages und endet 5 Tage nach Auftreten der ersten Bläschen. Die Inkubationszeit beträgt zwischen 8–28 Tagen, meistens treten die Symptome aber ca. 14 Tage nach der Infektion auf.

Der typische bläschenförmige Hautausschlag geht nur mit leichtem Fieber einher und tritt stammbetont auf. Die Hautveränderungen entwickeln sich schubweise über einen Zeitraum von einer Woche und gehen mit starkem Juckreiz einher. Durch das Kratzen können Verletzungen entstehen, die sich dann mit Bakterien infizieren (sog. bakterielle Superinfektion). Auch schwerwiegende Komplikationen wie Entzündungen des Kleinhirns (Zerebellitis) und des gesamten Zentralnervensystems (Varizellenenzephalitis) sind möglich.

Als Spätfolge der Infektion mit dem Varizella-Zoster-Virus kann eine Gürtelrose auftreten. Hierbei handelt es sich um eine Wiederbelebung von in den Nervenwurzeln gespeicherten Viren, die dann zu einem schmerzhaften Krankheitsbild mit Blasenbildung in einem umschriebenen Hautareal führen. Bei Kindern ist der Verlauf meist gutartig, bei Erwachsenen, insbesondere solchen mit geschädigtem Abwehrsystem, können chronische Schmerzen aber auch den ganzen Körper betreffende Komplikationen auftreten.

Kinder mit Windpocken dürfen die KITA für eine Woche nach Auftreten der ersten Bläschen nicht besuchen. Es sollten auch keine flüssigkeitsgefüllten Bläschen mehr bestehen, wenn das Kind wieder in die Gemeinschaftseinrichtung geht.

11. **Was tun bei Dreitagefieber?**
 Das Dreitagefieber (Exanthema subitum) wird durch Herpesviren hervorgerufen. Nach drei Tagen (hohen) Fiebers folgt ein plötzlich auftretender, feiner bis leicht erhabener fleckförmiger Hautausschlag, der i. d. R. am Rumpf und im Nacken zu finden ist. Mitunter fließen die Flecken auch zusammen und breiten sich bis ins Gesicht aus.
 Die Erkrankung dauert relativ kurz an und eine spezielle Therapie ist nicht erforderlich. Allerdings geht das Dreitagefieber mit einer höheren Rate von Fieberkrämpfen einher, als andere fiebrige Infekte, weswegen bei entsprechend vorbelasteten Kindern eine Fiebersenkung anzustreben ist.
 Die Übertragung erfolgt in den meisten Fällen über infektiösen Speichel der Mütter bei Kindern in den ersten 12 Lebensmonaten nach Verlust des ohnehin unvollständigen Nestschutzes durch mütterliche Antikörper. Die Inkubationszeit beträgt 5–15 Tage und nach bewältigter Infektion besteht lebenslange Immunität. Die Durchseuchung in der Bevölkerung beträgt zwischen 80 und 100 %.

12. **Was tun bei Keuchhusten?**
 Der Keuchhusten hat eine Inkubationszeit von 7–28 Tagen und verläuft in drei Stadien. Das erste Stadium (Stadium catarrhale) ist durch Schnupfen und unspezifische Symptome gekennzeichnet und dauert 1–2 Wochen und wird meist erst im Nachhinein der Erkrankung zugeordnet. Das zweite Stadium (Stadium convulsivum) dauert bis zu acht Wochen und ist durch den typischen, anfallsartigen Husten, gefolgt von Hervorwürgen zähen Schleims und pfeifenden Geräuschen beim Einatmen gekennzeichnet. Bei jungen Säuglingen kann es in dieser Phase auch zu Atemstillständen kommen.
 Im dritten Stadium (Stadium decrementi) nehmen die Symptome ab, es können aber noch anfallsweise (ticartig) Hustenanfälle auftreten.
 Wird eine Antibiotikatherapie durchgeführt, so kann die KITA 5 Tage nach Behandlungsbeginn wieder besucht werden,

da dann nicht mehr von einer relevanten Infektiosität auszugehen ist. Unbehandelt besteht in den ersten drei Wochen nach Erkrankungsbeginn noch Infektiosität, wobei die zeitliche Zuordnung aufgrund der unspezifischen Symptome des Stadium catarrhale schwierig ist.

13. **Was tun bei Mumps?**

Der Mumps, im Volksmund auch Ziegenpeter genannt, ist eine hoch ansteckende Virusinfektion, die durch Tröpfchen und direkten Kontakt übertragen wird. Viele Infektionen verlaufen ohne Symptome und bleiben klinisch stumm. In den übrigen Fällen kommt es zur typischen Schwellung der Ohrspeicheldrüse, begleitet von Fieber und Allgemeinsymptomen für 3–4 Tage. Hirnhautentzündungen und Hodenentzündungen sind mögliche gefährliche Komplikationen einer Mumpsinfektion.

Den wirksamsten Schutz bietet die Mumpsimpfung, eine gezielte Therapiemöglichkeit besteht nicht.

Der Besuch der KITA ist 9 Tage nach Beginn der Speicheldrüsenschwellung wieder möglich, da dann keine Infektiosität mehr besteht.

14. **Was tun bei Hirnhautentzündung?**

Glücklicherweise kommen Hirnhautentzündungen sehr selten vor, sind aber ein lebensbedrohliches Ereignis und können je nach auslösendem Krankheitserreger auch für die engen Kontaktpersonen hinsichtlich der Notwendigkeit vorbeugender Medikamenteneinnahme von Bedeutung sein.

Die Erkrankung verläuft meist mit Fieber, Unwohlsein, Nahrungsverweigerung, evtl. Gelenk- und Gliederschmerzen und wird dann durch starke Kopf- und/oder Rückenschmerzen und Nackensteifigkeit auffällig. Mitunter kommen Erbrechen und Störungen des Bewusstseins oder Lähmungserscheinungen oder Krampfanfälle hinzu. Bei diesen Zeichen sollte sofort der Rettungsdienst unter 112 verständigt und der Transport in Notarztbegleitung in eine Kinderklinik erfolgen.

Dort wird durch die Abnahme von Nervenwasser der Erreger bestimmt. Handelt es sich um Meningokokken, so ist für enge Kontaktpersonen (d. h. solche mit sog. „face-to-face"-Kontakt) eine prophylaktische Behandlung mit einem Antibiotikum angezeigt. Der das Kind behandelnde Arzt bzw. das Gesundheitsamt wird diese Verschreibung veranlassen.

Das Gesundheitsamt wird gleichzeitig mit einer Suche nach allen bekannten Kontaktpersonen in der Inkubationszeit von 7 Tagen vor Ausbruch der Erkrankung beginnen und die entsprechende Behandlung einleiten. Dies schließt i. d. R. die übrigen Kinder einer Gruppe und die Betreuenden in der KITA mit ein.

Bereits 24 h nach Beginn der richtigen Antibiotikatherapie gilt der an Meningokokken erkrankte Patient nicht mehr als infektiös.

15. **Was tun bei Hand-Mund-Fuß-Krankheit?**

Die Hand-Mund-Fuß-Krankheit wird durch Enteroviren der Gruppe A hervorgerufen und ist hochansteckend, aber meistens ungefährlich. Gut 80 % aller Infektionen verlaufen ohne Krankheitszeichen. Nach einer durchschnittlichen Inkubationszeit von 3–6 Tagen kommt es bei Erkrankten zu hohem Fieber und einem symmetrischen Hautausschlag (Exanthem) mit Bläschenbildung an den Handinnenflächen, Fußsohlen, am Gesäß und einem Enanthem der Mundschleimhaut, das sich mit kurzlebigen Bläschen von vier bis acht Millimeter Durchmesser in der Mundhöhle, vor allem im Bereich der Zunge, des Gaumens und der Wangenschleimhaut äußert, die sehr schmerzhaft sein können. Auch Hände und Füße können einen starken, stechenden Schmerz oder Juckreiz aufweisen. Die Symptome verschwinden nach ca. 1 Woche. Spezifische Empfehlungen hinsichtlich eines Ausschlusses von erkrankten Kindern aus Kinderbetreuungseinrichtungen oder Schulen gibt es nicht. Ein Verbot für Erkrankte, die Einrichtung zu besuchen, führt zwar zu einer Reduzierung der zirkulierenden Virusmenge vor Ort, damit allein können jedoch Infektionsketten nicht wirksam unterbrochen werden, da die Viren noch für Wochen nach Symptomende ausgeschieden werden können und asymptomatische Virusträger nicht erkannt werden.

Das Robert Koch-Institut empfiehlt, dass alle Erkrankten einem Arzt vorgestellt werden und dieser entscheidet, ob eine häusliche Betreuung erforderlich ist und wann ein Patient die Einrichtung wieder besuchen kann. Entscheidend für die Unterbrechung von Infektionsketten ist die strikte Händehygiene, besonders nach dem Toilettengang oder Windeln, und die Reinigung verschmutzter Flächen und Gegenstände. Gegebenenfalls kann der Einsatz eines viruziden Händedesinfektionsmittels bei Auftreten mehrerer Infektionen (Ausbruch) sinnvoll sein.

# Was ist bei der Ersten Hilfe unter hygienischen Aspekten zu beachten?

**10**

Das Thema Erste Hilfe beim Kind soll hier schwerpunktmäßig nur unter dem Aspekt der Hygiene und Infektionsprävention behandelt werden:

▶ Bei Herz-Kreislaufstillstand oder schweren Störungen der Atmung mit Zeichen des Sauerstoffmangels (blaues Anlaufen) sofort den Rettungsdienst unter 112 verständigen (Abb. 10.1).

Bei **Herz-Kreislauf-Stillstand** liegt bei Kindern häufig ein Sauerstoffmangel als Ursache zugrunde. Im Gegensatz zur Erwachsenenwiederbelebung erfolgen bei Kindern ohne Lebenszeichen daher zunächst fünf Beatmungen. Hierzu wird bei Säuglingen der Kopf in Neutralposition belassen und das Kinn angehoben, die Beatmung erfolgt über Mund und Nase des Säuglings. Bei Kindern wird der Kopf leicht überstreckt und das

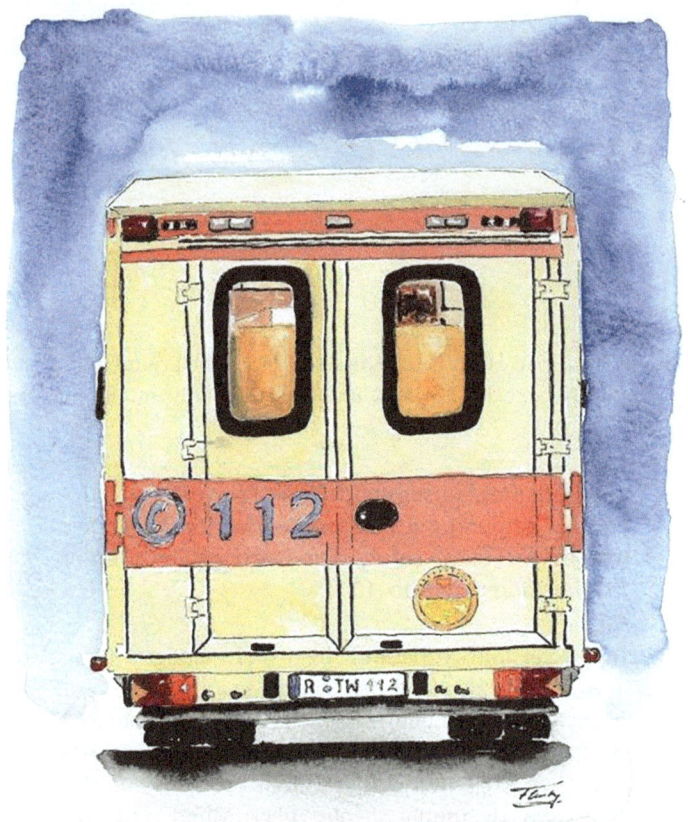

**Abb. 10.1** Bei bedrohlichen Notfällen: Notruf 112. (Zeichnungen: Ulrich Flury, Freiburg, © Deutsches Beratungszentrum für Hygiene, BZH, GmbH)

Kinn angehoben, die Beatmung erfolgt über den Mund. Bei der Beatmung ist auf möglichst geringen Druck und geringes Volumen zu achten, um ein Aufblasen des Magens zu vermeiden. Die sichtbare Bewegung des Brustkorbes als Zeichen der effektiven Beatmung sollte bei jedem Atemzug beobachtet werden. Das Abwenden des Kopfes des Helfers erlaubt gleichzeitig das

Einatmen von frischer Umgebungsluft und nicht der Ausatemluft des Kindes. Bei Schwierigkeiten können sichtbare Fremdkörper entfernt und die Kopfposition korrigiert werden. Gelingt die Beatmung nicht, sollten ineffektive Beatmungen nicht weiter versucht werden, sondern es wird die alleinige Herzdruckmassage durchgeführt.

Die Infektionsgefahr durch eine Mund-zu-Mund-Beatmung oder Mund-zu-Nase-Beatmung oder das Entfernen von Verlegungen der Atemwege ist nicht größer als bei einem Kuss oder dem Kontakt mit Spucke im Alltag.

Nach fünf Beatmungen wird erneut nach Lebenszeichen gesucht, wobei nicht mehr als 10 s hierfür verwendet werden sollten.

Die Herzdruckmassage wird bei Kindern aller Altersklassen über der unteren Brustbeinhälfte mit einer Frequenz von 100–120/min durchgeführt. Die Drucktiefe beträgt mindestens ein Drittel des Brustkorbdurchmessers. Bei Säuglingen können die Kompressionen mit zwei Fingern einer Hand (vor allem bei einem Helfer) oder mit beiden Daumen (umschließen des Brustkorbes mit beiden Händen) durchgeführt werden.

Wenn ein Defibrillator am Ort verfügbar ist, sollte den Ansagen des Gerätes gefolgt werden (Abb. 10.2).

Nicht selten kommt es bei Kindern zu kleinen **Verletzungen** wie Hautabschürfungen, Schnittverletzungen oder sog. Riss-Quetschwunden durch Stürze oder Anstoßen beim Spielen. Diese sind i. d. R. harmloser Natur. Die Wunde sollte mit einem Wundantiseptikum (möglichst ohne Alkohol, da dieser brennt) gereinigt und kann dann mit einem Pflaster oder Verband versorgt werden. Ist kein Wundantiseptikum verfügbar, wird mit Leitungswasser oder einer feuchten Kompresse gereinigt.

Bei der Wundversorgung sollte der Helfer Handschuhe tragen, um direkten Blutkontakt mit der eignen Haut zu vermeiden (Abb. 10.3). Allerdings besteht bei intakter Haut auch bei direktem Blutkontakt kein relevantes Übertragungsrisiko für eine Infektion mit blutübertragbaren Erkrankungen wie HIV oder Hepatitisviren. Nach der Wundversorgung werden die Handschuhe ausgezogen und die Hände gründlich gewaschen.

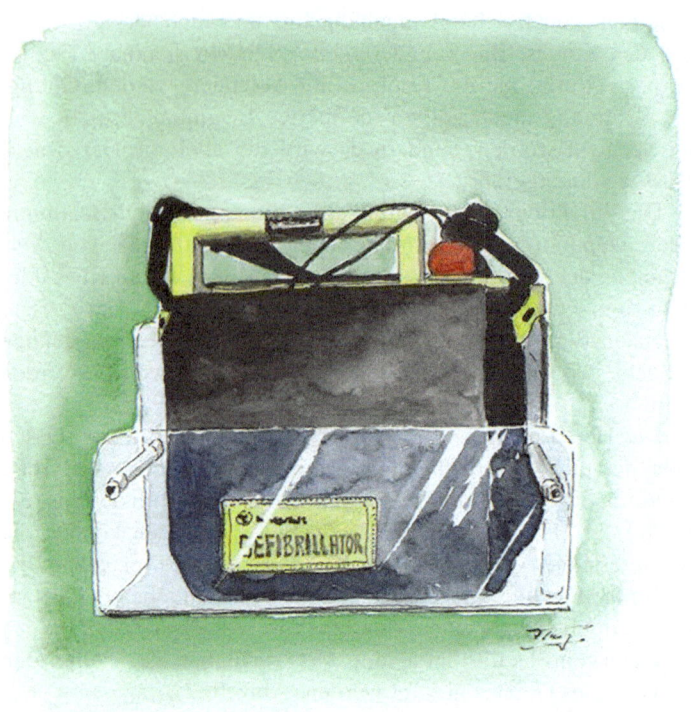

**Abb. 10.2** Steht ein halbautomatischer Defibrillator zu Verfügungen, werden die Elektroden angeschlossen und man folgt den Ansagen des Gerätes. (Zeichnungen: Ulrich Flury, Freiburg, © Deutsches Beratungszentrum für Hygiene, BZH, GmbH)

Sollte es zu Kontakt mit blutenden Wunden eines anderen Menschen kommen, wenn die eigene Haut verletzt ist, sollte man nach einer bekannten Infektion mit blutübertragbaren Erkrankungen fragen und einen Arzt aufsuchen, um die entsprechenden Vorbeuge- und Kontrollmaßnahmen einleiten zu können, wenn z. B. eine Erkrankung mit HIV oder Hepatitis B oder C bei dem Verletzten bekannt ist.

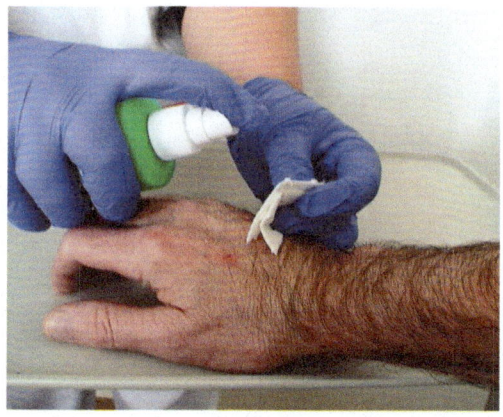

**Abb. 10.3** Wundversorgung mit keimarmen Handschuhen. (© Deutsches Beratungszentrum für Hygiene, BZH, GmbH)

▶ Stark blutende Wunden mit einem Druckverband oder durch Abdrücken, in Ausnahmefällen auch durch Abbinden stillen und sofort den Rettungsdienst unter 112 verständigen. Bei diesen Maßnahmen möglichst die in jedem Verbandkasten verfügbaren Handschuhe tragen und sich nach Ausziehen der Handschuhe gründlich die Hände waschen bzw. wenn möglich desinfizieren.

Die erfolgreich versorgte Wunde sollte in den nächsten Tagen auf Zeichen einer Entzündung wie Überwärmung, Rötung und Schmerzhaftigkeit beobachtet werden. Treten diese Zeichen auf oder bekommt das Kind Fieber und fühlt sich unwohl oder schlapp, muss der Kinderarzt aufgesucht werden, um die Wundinfektion zu behandeln.

# Die empfohlenen Impfungen

**11**

Siehe Abb. 11.1, Tab. 11.1.

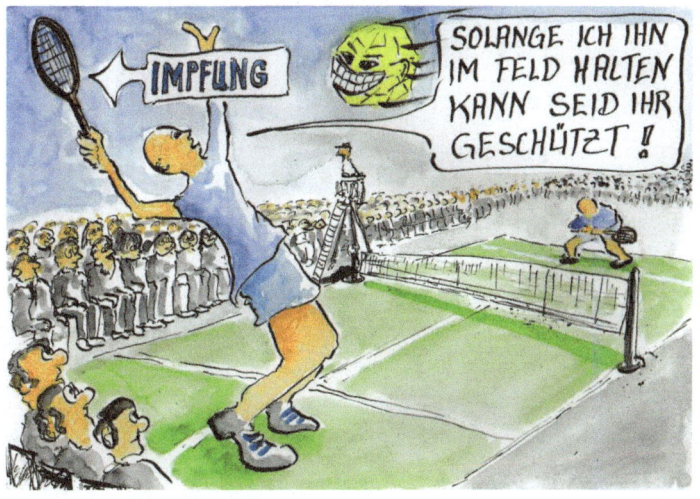

**Abb. 11.1** Ungeimpfte leben im Schutz der Geimpften. (Zeichnungen: Ulrich Flury, Freiburg, © Deutsches Beratungszentrum für Hygiene, BZH, GmbH)

**Tab. 11.1** Impfkalender der Ständigen Impfkommission (STIKO), Stand August 2019

| Impfung | Alter in Wochen | | Alter in Monaten | | | | | | Alter in Jahren | | | | |
|---|---|---|---|---|---|---|---|---|---|---|---|---|---|
| | 6 | 2 | 3 | 4 | 11–14 | 15–23 | 2–4 | 5–6 | 7–8 | 9–14 | 15–16 | 17 | ab 18 | ab 60 |
| Rotaviren | G1[b] | G2 | (G3) | | | | | | | | | | | |
| Tetanus | | G1 | G2 | G3 | G4 | N | N | A1 | N | A2 | N | N | A (ggf. N)[a] |
| Diphtherie | | G1 | G2 | G3 | G4 | N | N | A1 | N | A2 | N | N | A (ggf. N)[a] |
| Pertussis | | G1 | G2 | G3 | G4 | N | N | A1 | N | A2 | N | N | ggf. N |
| Hib *H. influenzae* Typ b | | G1 | G2[c] | G3 | G4 | N | N | | | | | | | |
| Poliomyelitis | | G1 | G2[c] | G3 | G4 | N | N | N | N | A1 | N | N | ggf. N |
| Hepatitis B | | G1 | G2[c] | G3 | G4 | N | N | N | | | | | | |
| Pneumokokken[a] | | G1 | | G2 | G3 | N | | | | | | | S[f] |
| Meningokokken C | | | | | G1 (ab 12 Monaten) | | N | N | N | N | N | | | |
| Masern | | | | | G1 | G2 | N | N | N | N | | | S[f] | |
| Mumps, Röteln | | | | | G1 | G2 | N | N | N | N | | | | |
| Varizellen | | | | | G1 | G2 | N | N | N | N | | | | |
| HPV Humane Papillomviren | | | | | | | | | | G1[d] G2[d] | N[d] | | | |
| Herpes zoster | | | | | | | | | | | | | G1[h] G2[h] | |
| Influenza | | | | | | | | | | | | | | S (jährlich) |

**Erläuterungen**

G Grundimmunisierung (in bis zu 4 Teilimpfungen G1–G4)
A Auffrischimpfung
S Standardimpfung
N Nachholimpfung (Grund- bzw. Erstimmunisierung aller noch nicht Geimpften bzw. Komplettierung einer unvollständigen Impfserie)

[a] Frühgeborene erhalten eine zusätzliche Impfstoffdosis im Alter von 3 Monaten, d. h. insgesamt 4 Impfstoffdosen.
[b] Die 1. Impfung sollte bereits ab dem Alter von 6 Wochen erfolgen, je nach verwendetem Impfstoff sind 2 bzw. 3 Impfstoffdosen im Abstand von mindestens 4 Wochen erforderlich.
[c] Bei Anwendung eines monovalenten Impfstoffes kann diese Dosis entfallen.
[d] Standardimpfung für Kinder und Jugendliche im Alter von 9–14 Jahren mit 2 Impfstoffdosen im Abstand von mindestens 5 Monaten, bei Nachholimpfung beginnend im Alter > 14 Jahren oder bei einem Impfabstand von < 5 Monaten zwischen 1. und 2. Dosis ist eine 3. Dosis erforderlich (Fachinformation beachten).
[e] Td-Auffrischimpfung alle 10 Jahre. Die nächste fällige Td-Impfung einmalig als Tdap- bzw. bei entsprechender Indikation als Tdap-IPV-Kombinationsimpfung.
[f] Einmalige Impfung mit einem MMR-Impfstoff für alle nach 1970 geborenen Personen ≥ 18 Jahre mit unklarem Impfstatus, ohne Impfung oder mit nur einer Impfung in der Kindheit.
[g] Impfung mit dem 23-valenten Polysaccharid-Impfstoff.
[h] Zweimalige Impfung mit dem adjuvantierten Herpes-zoster-Totimpfstoff im Abstand von mindestens 2 bis maximal 6 Monaten.

# Fallbeispiele       12

**Impfen**
Der kleine Leon leidet unter einem angeborenen Immundefektsyndrom und muss regelmäßig behandelt werden, um sein Immunsystem zu stärken. Impfungen sind bei ihm möglich, aber sie bringen aufgrund seiner Erkrankung nicht immer den gewünschten Erfolg. Daher ist er besonders auf die „Herdenimmunität", das heißt den Schutz durch Geimpfte in seiner Umgebung angewiesen.

Der Kindergarten in den Leon geht ist sehr stolz auf seinen inklusiven Ansatz und über Leons Krankheit informiert. Die Erzieher berichten mit Einverständnis von Leons Eltern in der Elternrunde von Leons Krankheit und fragen die anderen Eltern nochmal nach dem Impfstatus ihrer Kinder. Spontan meldet sich eine Mutter und schlägt vor, es wäre doch das Beste, wenn der Elternrat und die Kindergartenleitung beschließen würden, nur noch nach STIKO geimpfte Kinder aufzunehmen, um Leon sicher schützen zu können. Nach lebhafter Diskussion wird der Antrag angenommen und ein entsprechender Passus in die Betreuungsverträge eingefügt. Alle Eltern überprüften auch noch einmal den Impfstatus der eigenen Kinder. Dabei fiel die ein oder andere vergessene Auffrischimpfung auf, die rasch nachgeholt werden konnte. Leon hat Dank des Engagements aller Beteiligten eine gute Chance, im Kindergartenalter keine bedrohlichen Kinderkrankheiten durchmachen zu müssen. Auch gibt es ab März 2020 eine Masernimpfpflicht für alle Mitarbeiter und Kinder in Kitas (Masernschutzgesetz).

**Erste Hilfe**
Susanna ist vier Jahre alt und beim Spielen gestürzt. Sie hat sich die Knie blutig geschlagen, aber erst einmal gar nichts gemerkt und weitergespielt. Dabei wurden die Rutsche und die Haltegriffe der Schaukel mit Blutspritzern bedeckt. Nun sieht Susanna das Blut und schaut auch auf ihre Knie und fängt an laut zu weinen. Der Erzieher kommt hinzu und sieht das Malheur. Er spricht mit Susanna, dass das Blut die Wunde schon gut gereinigt habe und er es nun abwischen würde, da die Arbeit erledigt sei und die Wunde nun anfangen könne zu heilen. Nachdem er sich Einmalhandschuhe aus dem Verbandkasten angezogen hat, verwendet er dafür ein nicht brennendes, alkoholfreies Hautantiseptikum. Dann klebt er große Pflaster mit Bärenmotiv auf die Wunden. Susanna strahlt wieder und verspricht Balou, dem Bären auf dem Pflaster, gut auf ihn aufzupassen.

Eine Kollegin hat unterdessen Rutsche und Schaukelgriffe mit einem Einmaltuch gereinigt und desinfiziert sie nun sicherheitshalber noch mal mit Alkohol. Nun können alle wieder sicher rutschen und schaukeln und Susannah zeigt ihre beiden Bären auf den Knien stolz den anderen Kindern.

**Kinderkrankheiten I**
Susanna hat Bauchschmerzen und sich am Morgen übergeben. In der Schulklasse ihres älteren Bruders geht das Norovirus um. Susannas Mutter vermutet, dass sich die Kleine angesteckt

hat, obwohl der Bruder selber nicht schwer krank geworden ist, sondern vorgestern lediglich über etwas Unwohlsein geklagt hat. Sie beschließt daher, Susanna vorsichtshalber nicht in den Kindergarten zu bringen, um die anderen Kinder nicht anzustecken. Sie hat Glück, dass die Oma erreichbar ist, und sich nachher um Susanna kümmern kann, wenn sie zur Arbeit muss. Susanna ist zwei Tage ziemlich krank, doch Dank Omas Pflege geht es ihr schon bald wieder besser. Die Eltern und Großeltern und Geschwister achten in dieser Zeit auf besondere Sauberkeit im Bad und auf der Toilette und waschen sich häufig die Hände. Das machen sie auch noch für weitere zwei Wochen und Susanna macht eifrig mit. Nachdem es ihr zwei Tage wieder richtig gut geht und sie problemlos essen und trinken kann, geht sie wieder in den Kindergarten. Das Erzieherteam ist dankbar, dass Susannas Mutter so vorbildlich und klug reagiert hat.

**Kinderkrankheiten II**
Leon hat Fieber, eine Tropfnase und etwas Husten. Bei der Kinderärztin ist viel los, aber Leon wird mit seinem Vater gleich in einen speziellen Raum für Kinder mit Infektionskrankheiten gebracht. Die Kinderärztin hört sich Leons Herz und Lunge mit dem Hörrohr an und macht einen Blutschnelltest, der nicht auf eine bakterielle Infektion hindeutet. Deswegen behandelt sie Leon auch nicht mit Antibiotika, sondern empfiehlt dem Vater, ihm ausreichend zu Trinken zu geben, ein paar Wadenwickel gegen das Fieber zu machen und beruhigt ihn, dass die Sache in ein paar Tagen vorüber sein wird. Leider darf Leon in dieser Zeit nicht in den Kindergarten und langweilt sich ein wenig zu Hause. Umso mehr freut er sich dann, seine Freunde gesund und munter wiederzusehen und erzählt stolz, dass der Piks für den Bluttest gar nicht weh getan habe.

**Einarbeitung neuer Mitarbeiter**
Susanne M. hat mit dem neuen Kindergartenjahr ihr Jahrespraktikum im Kinderhaus Lummerland begonnen. Sie wird von der pädagogischen Fachkraft Marianne K. in Ihr Aufgabengebiet eingearbeitet. Heute geht es speziell um die Hygieneregeln im Kinderhaus, diese sind durch den Hygiene- und Desinfektions-

plan der Einrichtung festgelegt. Besonders wichtig sind die darin beschriebenen Regelungen zum Händewaschen, Benutzen der Einmalhandschuhe, Hautschutz und Händedesinfektion, da über die Hände die meisten Infektionserreger übertragen werden. Die Händedesinfektion wird gemeinsam praktisch geübt, um Benetzungslücken auszuschließen. Des Weiteren werden die hygienischen Anforderungen für die Gruppenräume, Wickelbereich, Sanitärbereich, Kleiderablage, Küche und Schlafräume besprochen. Susanne wird regelmäßig Kontakt mit Lebensmittel im Kinderhaus haben, allerdings liegt noch keine Erstbelehrung vom Gesundheitsamt vor. Daher wird sie für den nächstmöglichen Belehrungstermin beim Gesundheitsamt angemeldet. Am Ende der Einarbeitung erfolgt die Belehrung nach § 34 IfSG durch Marianne, welche Susanne unterschreiben muss.

**Neue Leitung im Kindergarten**
Martina S. ist seit kurzem neue Leitung des Kindergartens Villa Löwenzahn. Sie hat sich bereits über viele Bereiche der Kindertagesstätte einen detaillierten Überblick verschafft. Aktuell möchte sie sich eine Übersicht über das Hygienemanagement verschaffen. Sie beginnt mit dem Hygiene- und Desinfektionsplan, welcher vor fünf Jahren das letzte Mal überprüft wurde. Dies ist zu lange her. Außerdem stimmen die verwendeten Reinigungs- und Desinfektionsmittel nicht, mit den im Reinigungs- und Desinfektionsplan beschrieben Mitteln, überein. Weiterhin sind die Einweisungslisten für den Hygieneplan nicht vollständig. Sie bittet die hygienebeauftragte Mitarbeiterin den Hygieneplan zu aktualisieren und alle Mitarbeiterinnen zeitnah einzuweisen. Bei der alle 2 Jahre und bei der Einstellung stattfindenden Belehrung der Fachkräfte nach § 35 IfSG, sind alle Belehrungsnachweise vorhanden. Die Folgebelehrungen der Mitarbeiter nach § 43 IfSG und die Erstbelehrung durch das Gesundheitsamt sind ebenfalls vollständig. Die Belehrung der Eltern nach § 34 IfSG wird bisher nur mündlich, im persönlichen Gespräch durchgeführt. Marianne nimmt sich vor mit dem Träger zu sprechen, um die Belehrung direkt in den Aufnahmevertrag des Kindes zu implementieren und dadurch auch

einen schriftlichen Belehrungsnachweis vorweisen zu können. Den allgemeinen Hygienestatus der Einrichtung im Wickelbereich, Gruppenräumen, Nebenräumen, die Qualität der Reinigung und die Küchenhygiene überprüft Marianne zusammen mit der hygienebeauftragten Mitarbeiterin anhand der vorhandenen Checklisten (siehe Checklisten zur Eigenkontrolle).

**Elternabend**
Tanja L. möchte den ersten Elternabend im neuen Kindergartenjahr u. a. dazu nutzen das Thema Hygiene und Infektionsschutz im Kindergarten Abenteuerland kurz anzusprechen. Dafür bereitet sie ein Handout mit Informationen für die Eltern vor. Dieses beinhaltet die wichtigsten Regeln des Hygieneplanes, die dem Schutz der Kinder und Mitarbeiterinnen im Kindergarten vor ansteckenden Krankheiten dienen. Besonders hervorheben möchte sie, wann, bei einer ernsthaften Erkrankung des Kindes, ärztlicher Rat in Anspruch genommen werden sollte (z. B. bei hohem Fieber, auffallender Müdigkeit, wiederholtem Erbrechen und/oder Durchfällen). Der Arzt wird feststellen, ob das Kind eine Erkrankung hat, die den Besuch eines Kindergartens nach dem Infektionsschutzgesetz verbietet und wie lange es zu Hause bleiben muss. Beispielsweise ist beim Auftreten von Noroviren, welche Durchfall verursachen, eine Karenzzeit von 48 h nach den letzten Symptomen notwendig. Außerdem wird Sie auf den von den Eltern im Aufnahmevertrag unterschrieben Belehrungsbogen nach § 34 nochmals hinweisen. Dort sind alle Infektionserkrankungen genannt, bei denen man sein Kind nicht in den Kindergarten bringen darf, wenn es krank ist und über welche Erkrankungen des Kindes der Kindergarten durch die Eltern informiert werden muss. Des Weiteren soll die Ansprechpartnerin für Hygienefragen (hygienebeauftragte Mitarbeiterin) vorgestellt werden. Im Anschluss können Eltern Fragen stellen.

**Hygienebeauftragte Mitarbeiterin**
Sabine E. wurde von der Leitung der Kindereinrichtung letzte Woche gefragt, ob sie bereit wäre die Funktion einer hygienebeauftragten Mitarbeiterin zu übernehmen. Sie hat Interesse

an dem Thema, jedoch gibt es keine Tätigkeitsbeschreibung. Daher wird Sabine mit der Leitung Maike S. einen „Aufgabenkatalog" erstellen:

- Hygieneplan aktuell halten, d. h. mindestens alle zwei Jahre überprüfen
- Neuen Mitarbeiterinnen das Hygiene Konzept der Einrichtung im Rahmen der Einarbeitung erläutern
- Mit den vorhandenen Checklisten den Hygienestatus der Einrichtung ein bis zwei Mal im Jahr überprüfen
- Die Hygieneschulungen der Mitarbeiter durchführen
- Überprüfen, ob die Vorgaben des Lebensmittelhygienekonzepts eingehalten werden. Beispielsweise muss arbeitstäglich eine Kontrolle der Temperatur des Kühlschranks und der angelieferten Speisen erfolgen und diese sachgemäß dokumentiert werden
- Ansprechpartnerin in Hygienefragen für die Eltern und Mitarbeiter sein
- Bei der Auswahl der Desinfektions- und Reinigungsmittel mithelfen
- Die Reinigungsleistung überprüfen
- Eigene Fortbildungen im Bereich der Hygiene für Kindertagesstätten absolvieren
- Ansprechpartner für das Gesundheitsamt sein

Der Arbeitsaufwand in der viergruppigen Einrichtung kann von Sabine und Maike noch nicht eingeschätzt werden, sodass sie erst praktische Erfahrungen sammeln wollen und nach ungefähr einem halben Jahr den Arbeitsaufwand definieren können.

# Fragen zum Selbsttest: Was ist die richtige Antwort? 13

1. Was sind häufige Durchfallerreger?
   a) Adenoviren
   b) Herpes Viren
   c) Noroviren/Rotaviren
2. Wodurch werden Krankheitserreger am meisten übertragen?
   a) Hände
   b) Luft/Tröpfchen
   c) Lebensmittel
3. Wann ist eine Händedesinfektion notwendig?
   a) vor Reinigungsarbeiten im Sanitärbereich
   b) vor Speisenzubereitung und Speisenverteilung
   c) vor dem Vorlesen
4. Welche Reihenfolge der Reinigung ist richtig?
   a) Küche, Büro, Gruppenräume, Nebenräume, Flure, Wickelbereich, Toiletten
   b) Gruppenräume, Küche, Wickelbereich, Toiletten, Büro, Flure, Nebenräume
   c) Flure, Büro, Wickelbereich, Toiletten, Küche, Nebenräume, Gruppenräume
5. Welche Aussage zum Hygieneplan ist richtig?
   a) Der Hygieneplan muss auf die Einrichtung angepasst werden und ist regelmäßig zu überprüfen
   b) Die Musterhygienepläne der Länder können ohne Änderung übernommen werden

© Springer-Verlag GmbH Deutschland, ein Teil von Springer Nature 2020
R. Giemulla und S. Schulz-Stübner, *Hygiene in Kindertagesstätten*, https://doi.org/10.1007/978-3-662-60828-9_13

c) Der Reinigungs- und Desinfektionsplan ist der Hygieneplan
6. Was gehört zu den leicht verderblichen Lebensmitteln?
   a) Ultrahocherhitzte Milch
   b) Eierprodukte
   c) Backwaren mit durchgebackener und durcherhitzter Füllung
7. Durch WEN erfolgt die Belehrung und Bescheinigung gemäß § 43 IfSG vor einer Erstbeschäftigung?
   a) Veterinäramt
   b) Träger der Einrichtung
   c) Gesundheitsamt
8. Was ist eine typische Eigenkontrolle in Ihrem HACCP-System!
   a) Wareneingangskontrolle
   b) Durchführung von Personalschulungen
   c) Begehung durch das Veterinäramt
9. Wie häufig sollen Kühlschranktemperaturen gemessen und dokumentiert werden?
   a) zweimal bis dreimal täglich
   b) Bei Bedarf
   c) Arbeitstäglich mit einem min-/max. Thermometer
10. Wie häufig erfolgen die Folgebelehrung gemäß § 43 IfSG?
    a) jährlich
    b) Alle 2 Jahre
    c) halbjährlich
11. Wie lautet die europäische Notrufnummer bei lebensbedrohlichen Erkrankungen?
    a) 110
    b) 112
    c) 116117
12. Mit welcher Frequenz sollte die Herzdruckmassage bei Kindern durchgeführt werden?
    a) 50–60 pro Minute
    b) 80–90 pro Minute
    c) 100–120 pro Minute
13. Welcher Erreger versucht häufig Husten, Schnupfen und Heiserkeit?
    a) Rhinoviren

b) Noroviren
　　c) Hepatitisviren
14. Welche Symptome sprechen für Scharlach?
　　a) Halsentzündung und charakteristischer Hautausschlag
　　b) Husten mit Auswurf
　　c) Ohrenschmerzen
15. Wann darf bei einer Mumpserkrankung die KITA wieder besucht werden?
　　a) Der Besuch der KITA ist 48 h nach Beginn der Speicheldrüsenschwellung wieder möglich
　　b) Der Besuch der KITA ist 3 Tage nach Beginn der Speicheldrüsenschwellung wieder möglich
　　c) Der Besuch der KITA ist 9 Tage nach Beginn der Speicheldrüsenschwellung wieder möglich

Antworten:

1. c
2. a
3. b
4. a
5. a
6. b
7. c
8. a
9. c
10. b
11. b
12. c
13. a
14. a
15. c

# Anhang

## Mustervorlage Desinfektions- und Reinigungsplan für Kindereinrichtungen

| WAS? | WANN? | WIE? | WOMIT? | WER? |
|---|---|---|---|---|
| Hände-waschung | • zum Arbeitsbeginn,<br>• vor Umgang mit Lebensmitteln,<br>• vor dem Essen,<br>• bei Verschmutzung,<br>• nach Toilettenbenutzung,<br>• nach Tierkontakt<br>• nach Hilfestellung beim Toilettengang<br>• bei Bedarf | Hände befeuchten Seifenpräparate aus dem Spender entnehmen, Hände gründlich waschen. Zum Händetrocknen Einmalhandtücher verwenden | Flüssigseife | Mitarbeiter |

© Springer-Verlag GmbH Deutschland, ein Teil von Springer Nature 2020
R. Giemulla und S. Schulz-Stübner, *Hygiene in Kindertagesstätten*, https://doi.org/10.1007/978-3-662-60828-9

| WAS? | WANN? | WIE? | WOMIT? | WER? |
|---|---|---|---|---|
| Hände-waschung | • nach dem Spielen,<br>• vor dem Essen,<br>• bei Verschmutzung,<br>• nach Toilettengang,<br>• nach Tierkontakt<br>• bei Bedarf | Hände befeuchten Seifenpräparate aus dem Spender entnehmen, Hände gründlich waschen. Zum Händetrocknen Einmalhandtücher verwenden | Flüssigseife | Kinder |
| Hygienische Händedes-infektion | • nach Kontakt mit Körperflüssigkeiten (z. B. Stuhl, Urin),<br>• nach Reinigungsarbeiten im Sanitärbereich,<br>• nach Ablegen der Schutzhandschuhe,<br>• vor dem Anlegen von Pflastern und Verbänden,<br>• nach Toilettenbenutzung,<br>• nach Schmutzwäscheversorgung<br>• vor Speisenzubereitung und Speisenverteilung,<br>• nach Arbeiten mit Geflügel, rohem Fleisch und Gemüse,<br>• bei Bedarf | Alkoholisches Händedes-infektionsmittel unverdünnt in die **trockenen** Hände geben, gründlich verreiben und für die Dauer der Einwirkzeit feucht halten (insbesondere Fingerkuppen, Nagelpfalz, Daumen und Handballen) **Merke:** Kein Wasser zugeben! | Händedes-infektionsmittel (VAH Empfehlung) Einwirkzeit in der Regel mindestens **15–30 s** | Mitarbeiter |

# Anhang

| WAS? | WANN? | WIE? | WOMIT? | WER? |
|---|---|---|---|---|
| Haut- und Händepflege | • bei Arbeitsbeginn/ende, • in den Pausen, • bei Bedarf | Hautpflegemittel aus der Tube entnehmen und in die trockenen Hände gründlich einreiben | Hautcreme aus der Tube | Mitarbeiter |
| **Sanitärbereich:** Waschbecken, Fliesen im Spritzbereich, Ablageflächen, Armaturen, Spiegel, Türgriffe WC – Sitz/ Becken Fliesen gesamt Abluftgitter Duschen | • 1 x täglich nach Betriebsende und bei Bedarf • Nach Verunreinigung mit Stuhl, Urin oder anderen Körperflüssigkeiten sofort! • 1 x wöchentlich und bei Bedarf • 1 x wöchentlich und bei Bedarf • nach Benutzung und bei Bedarf | Reinigen Feuchtwischverfahren Reinigen und Wischdesinfizieren Reinigen Feuchtwischverfahren | Reinigungslösung Desinfektionsmittel gebrauchsfertig oder -tuch Einwirkzeit entsprechend VAH-Empfehlung! Reinigungslösung | Reinigungspersonal Mitarbeiter Reinigungspersonal Reinigungspersonal |
| Einrichtungsgegenstände, Schrankoberflächen, Heizkörper | • 1 x wöchentlich nach Betriebsende und bei Bedarf | Reinigen Feuchtwischverfahren | Reinigungslösung | Reinigungspersonal |

| WAS? | WANN? | WIE? | WOMIT? | WER? |
|---|---|---|---|---|
| Wickeltische, Säuglingswaagen, Säuglingsbadewannen Kindbezogenes Handtuch oder Einmalunterlage beim Wickeln verwenden! | • nach Benutzung und bei Bedarf<br>• nach Verunreinigung mit Stuhl oder Körperflüssigkeiten, | Reinigen Feuchtwischverfahren Reinigen und Wischdesinfizieren Einmalunterlage verwerfen | Reinigungslösung Desinfektionsmittel gebrauchsfertig oder -tuch Einwirkzeit entsprechend VAH-Empfehlung! | Mitarbeiter |
| Schmutzwindelbehälter | • 1 x täglich und bei Bedarf | Reinigen und Wischdesinfizieren | Reinigungslösung Desinfektionsmittel gebrauchsfertig oder -tuch Einwirkzeit entsprechend VAH-Empfehlung! | Mitarbeiter |
| Fieberthermometer | • nach Benutzung | Wischdesinfizieren | Desinfektionsmittel gebrauchsfertig oder -tuch Einwirkzeit entsprechend VAH-Empfehlung! | Mitarbeiter |
| Bezüge für Kissen Matratzen und Decken. Waschlappen/ Handtücher | • wöchentlich und bei Bedarf | Bei mind. 60 °C waschen | Waschmaschine Waschmittel | Reinigungspersonal |

# Anhang

| WAS? | WANN? | WIE? | WOMIT? | WER? |
|---|---|---|---|---|
| Spielgeräte | • wöchentlich/ monatlich und bei Bedarf<br>• Spielzeug von Säuglingen täglich | Reinigen Feuchtwischverfahren/, waschen -je nach Material- | Reinigungslösung Waschmaschine Waschmittel | Reinigungspersonal Mitarbeiter |
| **Gruppenraum** Teppichboden Kunststoffböden | • 1 x täglich und bei Bedarf | Staubsaugen und/oder Feuchtwischverfahren | Haushaltsstaubsauger Reinigungslösung | Reinigungspersonal |
| **Flure** Teppichboden Kunststoffböden | • 1 x täglich und bei Bedarf | Staubsaugen und/oder Feuchtwischverfahren | Haushaltsstaubsauger Reinigungslösung | Reinigungspersonal |
| **Büro** Teppichboden Kunststoffböden | • 1–2 mal wöchentlich und bei Bedarf | Staubsaugen und/oder Feuchtwischverfahren | Haushaltsstaubsauger Reinigungslösung | Reinigungspersonal |
| **Gymnastikraum** Teppichboden Kunststoffböden | • täglich (nach Benutzung) und bei Bedarf | Staubsaugen und/oder Feuchtwischverfahren | Haushaltsstaubsauger Reinigungslösung | Reinigungspersonal |
| **Küche** | • täglich (nach Benutzung) und bei Bedarf | Feuchtwischverfahren ggfs. Desinfektion | Reinigungslösung Desinfektionsmittel gebrauchsfertig, Einwirkzeit entsprechend DVG-Empfehlung! | Reinigungspersonal Küchenmitarbeiter |

| WAS? | WANN? | WIE? | WOMIT? | WER? |
|---|---|---|---|---|
| Milchflaschen Schnuller | • nach jedem Gebrauch | Vorreinigen und thermisch desinfizieren | Mit Leitungswasser ausspülen/ abspülen Geschirrspülmaschine | Mitarbeiter Küchenmitarbeiter |
| Reinigungsgerät/-tücher und Wischbezüge | • 1 x wöchentlich | In der Waschmaschine bei 60 °C waschen, anschließend trocknen | Reinigungslösung Waschmittel Waschmaschine | Reinigungspersonal |
| Spielsand | z. B. 1 x jährlich auswechseln oder reinigen, Hinweis: Landesverordnungen beachten | Laub, Tierkot usw. aus dem Spielsand entfernen alten Sand durch Neuen ersetzen regelmäßig harken, falls technisch möglich, zum Dienstende abdecken | Gartengeräte, Sand | z. B. Gärtner oder Eltern im Rahmen einer Gartenaktion |

## Mustervorlage Hygieneplan für Tageseinrichtungen für Kinder

| Stand: 01/2020 | Version 1a | Seite 1 von 12 |
|---|---|---|
| 1.0 | Kleiderablage und Raumlüftung | • Mehrmals täglich wird in den Aufenthaltsräumen für Kinder eine Querlüftung/Stoßlüftung durch vollständig geöffnete Fenster vorgenommen<br>• Die Kleiderablage ist so gestaltet, dass die Kleidungsstücke der Kinder und Erzieher aber auch der Kinder untereinander keinen direkten Kontakt haben. Es besteht sonst die Gefahr der Übertragung von z. B. Läusen<br>• Im u3-Bereich werden für die Kleidungsstücke Kleiderkörbe oder Beutel bereitgestellt<br>• In der Garderobe werden geeignete Schuhablagen für die Straßenschuhe zur Verfügung gestellt<br>• Es werden Hausschuhe getragen |
| 2.0 | Reinigung und Desinfektion von Fußböden, Flächen und Gegenständen | • Tische, Fußböden und sonstige oft benutzte Gegenstände werden täglich nass gereinigt<br>• Die Reinigung ist die wesentlichste Voraussetzung für einen guten Hygienestatus<br>• Die Reinigung erfolgt von rein nach unrein (Küche, Büro, Gruppenräume, Nebenräume, Flure, Wickelbereich, Toiletten)<br>• Die Verunreinigung und Kontamination der Reinigungslösung wird durch das Vermeidung des „Wiedereintauchens" der benutzten Bezüge in die Reinigungslösung verhindert<br>• Eine routinemäßige Desinfektion ist in der Regel nicht notwendig<br>• Alle wiederverwendbaren Reinigungsutensilien wie z. B. Wischmopp und Wischlappen werden nach Gebrauch bei mindestens 60 °C gewaschen und bis zur erneuten Verwendung trocken gelagert<br>• Die Reinigungsgeräte sind mindestens wöchentlich zu reinigen |

| Stand: 01/2020 | Version 1a | Seite 1 von 12 |
|---|---|---|
| 2.1 | Gezielte Desinfektion | • Eine gezielte Desinfektion ist erforderlich wo Krankheitserreger auftreten können (z. B. Verunreinigungen mit Erbrochenem, Blut, Stuhl, Urin) und Kontaktmöglichkeiten zu deren Weiterverbreitung bestehen<br>• Die Desinfektionsmittel sollten in der VAH-Liste gelistet sein. **Reinigungs- und Desinfektionsmittel sind vor Kindern geschützt aufzubewahren**<br>• Ist der Fußboden in den Gruppen-/Spielräumen aus textilem Belag, wird regelmäßig eine ausreichende Grundreinigung durchgeführt |
| 2.2 | Kuschelecken/ Ballbecken | • In den Kuschelecken werden Decken und Stofftiere in regelmäßigen Abständen gewaschen. Das Ballbecken wird regelmäßig gereinigt |
| 2.3 | Reinigungspersonal | • Dem Reinigungspersonal werden folgende Arbeitsschutzmittel bereitgestellt: Einmalschutzhandschuhe, Schutzbrille, Gummischürzen Hautschutz-/Pflegemittel |
| 3.0 | Hygiene im Sanitärbereich, Wickelauflage und Zahnprophylaxe | • Stückseife wird generell nicht mehr verwendet, anstatt dessen werden Seifenspender bereitgestellt<br>• Gemeinschaftskämme kommen nicht zur Anwendung (Gefahr der Läuse und Nissen Übertragung)<br>• Töpfchen werden nach Möglichkeit personenbezogen genutzt und sind nach jeder Benutzung zu reinigen und trocken aufzubewahren<br>• Die Toiletten sind täglich als letztes nass zu reinigen<br>• Die Wandhaken für die Handtücher und Waschlappen müssen so angebracht sein, dass die Handtücher keinen direkten Kontakt haben<br>• Die Doppelhaken, Handtücher und Waschlappen sind mit einem z. B. kindgebundenen Motiv zu versehen. Es werden nur kindgebundene Handtücher oder Einmalhandtücher verwendet |
| 3.1 | Windeleimer | • Windeleimer werden täglich entleert. Werden die Eimer ohne Müllbeuteleinsatz verwendet, wird nach der Entleerung eine desinfizierende Reinigung durchgeführt. Es werden nur Windeleimer mit Deckel verwendet |

| Stand: 01/2020 | Version 1a | Seite 1 von 12 |
|---|---|---|
| 3.2 | Zahnputzbecher und -bürsten | • Zahnputzbecher und -bürsten werden kindgebunden verwendet, regelmäßig gereinigt und gewechselt<br>• Um Verwechslungen auszuschließen, werden die Becher und Zahnbürsten mit einem kindgebundenen Motiv (identisch mit Motiv für Handtuch/Waschlappen) versehen<br>• Zahnbürsten werden nach Gebrauch gut ausgespült und mit den Borsten nach oben im Zahnputzbecher aufbewahrt<br>• Um einen Kontakt der Zahnbürsten der Kinder zu vermeiden, sollten die Zahnputzhalterungen/Lochbretter einen ausreichenden Abstand zu einander haben |
| 3.3 | Wickelkommoden | • Beim Wickeln sollten Einwegunterlagen oder kindbezogene Unterlagen (z. B. Handtücher) verwendet werden. Ansonsten ist eine Desinfektion der Wickelauflage nach Benutzung notwendig<br>• Bei Verschmutzung der Wickelauflage mit Stuhl oder Urin ist nach der Entfernung derselben eine Desinfektion der Wickelauflage obligat<br>• Zur hygienischen Ausstattung des Wickelraumes gehören Händedesinfektionsmittel, Einmalschutzkittel, Einmalhandschuhe, Flüssigseife, ggf. Hautpflegemittel, desinfizierbare Wickelauflage, Windeleimer mit Deckel, Handwaschbecken und Papierhandtücher |
| 4.0 | Bettwäsche- und Bettenaufbewahrung | • Wird in der Kindereinrichtung ein regelmäßiger Mittagsschlaf angeboten, muss die Bettwäsche, um eine Übertragung von Krankheitskeimen, Läusen etc. zu vermeiden, kindgebunden verwendet und voneinander getrennt aufbewahrt werden<br>• Zur Aufbewahrung der Betten ist ein Bettenregal mit abgetrennten Fächern empfehlenswert. Die Bettwäsche wird regelmäßig gewaschen |

| Stand: 01/2020 | Version 1a | Seite 1 von 12 |
|---|---|---|
| 5.0 | Wasser-hygiene - Trinkwasser | • Nach längerer Nichtbenutzung des Trinkwassers (Stagnation) wie am Wochenanfang und nach Ferien/Feiertagen ist das Trinkwasser (Warm- und Kaltwasser) mindestens 5 min, ablaufen zu lassen, um die Leitungen zu spülen<br>• Zur Legionellenprophylaxe sind Duschen und Warmwasserleitungen, die selten genutzt werden ca. 2 x in der Woche durch ca. 5- Minütiges ablaufen lassen des Warmwassers (maximale Erwärmungsstufe einstellen) zu spülen<br>• Kalkablagerungen an den Duschköpfen sind regelmäßig zu entfernen<br>• Neuinstallationen und Sanierungen der Wassertechnik in der Einrichtung sind nach den anerkannten Regeln der Technik und nur von Fachfirmen durchzuführen<br>• Es erfolgt eine Zusammenarbeit (schon in der Planungsphase) mit dem zuständigen Gesundheitsamt<br>• Über notwendige Untersuchungen entsprechend der Trinkwasserverordnung berät Sie ebenfalls Ihr Gesundheitsamt<br>• Wenn im Außenspielbereich von Kindergärten das verwendete Wasser kein Trinkwasser aus dem Ortsnetz ist, wird es in der Regel aus einem eigenen Brunnen gefördert. Auch hier informiert Sie Ihr Gesundheitsamt über notwendige Maßnahmen und Untersuchungen entsprechend der Trinkwasserverordnung<br>• Die Verwendung von Dachablaufwasser ist aus hygienischen Gründen nicht zu empfehlen. Das Wasser kann mit Keimen und/oder Schadstoffen belastet sein. Es stellt somit insbesondere für Kinder ein erhöhtes Gesundheitsrisiko dar |

| Stand: 01/2020 | Version 1a | Seite 1 von 12 |
|---|---|---|
| 6.0 | Erste Hilfe | • Bei Bagatellwunden ist die Wunde vor dem Anlegen eines Verbandes zu säubern<br>• Der Ersthelfer hat dabei Einmalhandschuhe zu tragen, und sich nach dem Ablegen der Einmalhandschuhe die Hände zu desinfizieren<br>• Mit Blut kontaminierte Flächen sind (unter Verwendung von Einmalhandschuhen) mit einem mit Desinfektionsmittel getränkten Tuch, einer Desinfektion zu unterziehen<br>• Geeignetes Erste-Hilfe Material ist gemäß Unfallverhütungsvorschrift vorzuhalten:<br>– großer Verbandkasten nach DIN 13169 „Verbandkasten E"<br>– kleiner Verbandkasten nach DIN 13157 „Verbandkasten C"<br>• Zusätzlich ist der Verbandskasten mit einem alkoholischen Händedesinfektionsmittel auszustatten<br>• Verbrauchte Materialien (z. B. Einmalhandschuhe oder Pflaster) sind sofort zu ersetzten, regelmäßige Bestandskontrollen der Erste-Hilfe Kästen sind durchzuführen und zu dokumentieren<br>• **Eigene Medikamente oder Salben gehören auf keinen Fall nicht in den Verbandskasten** |
| 7.0 | Notfallnummern | * Polizei 110<br>* D-Arzt<br>* Notarzt 112<br>**Beispiele für Giftinformationszentren und Beratungsstellen**<br>Giftinformationszentren u. a. Beratungsstelle bei Vergiftungen:<br>Universitätskinderklinik Freiburg<br>**Notruf 0761/19 24 0**<br>Giftinformationszentren u. a. Beratungsstelle bei Vergiftungen:<br>**Giftnotruf München Tel.: 089/19 24 0** |

| Stand: 01/2020 | Version 1a | Seite 1 von 12 |
|---|---|---|
| | | Beratungsstelle für Vergiftungserscheinungen und Embryonaltoxikologie Berlin **Giftnotruf Berlin Tel.: 030/19 24 0** Hinweis: Dies sind Beispiele eine Vollständigkeit aller **Giftinformationszentren und Beratungsstellen** ist an dieser Stelle nicht gegeben |
| 8.0 | Umgang mit Medikamenten | **Ärztlich verordnete Medikamente**<br>• Es gehört oft zum Alltag in einer Kindereinrichtung, dass Kinder ärztlich verordnete Medikamente einnehmen müssen<br>• Es gibt Kinder die müssen regelmäßig ein Medikament einnehmen, andere sollen bei bestimmten Beschwerden/Symptomen ein Medikament erhalten<br>• Es ist zu empfehlen, dass dies schriftlich vereinbart wird, **Musterbriefe hält oft der Träger der Einrichtung bereit oder es gibt hierzu Informationen bei der Länderunfallkasse** oder dem zuständigen Gesundheitsamt |
| 8.1 | Beispiel für eine Vorgehensweise: | 1. Die Eltern lassen einen Musterbrief z. B „Verordnung von Medikamenten in Kindertageseinrichtungen" in der Arztpraxis ausfüllen (oder füllen ihn selbst aus)<br>2. Dieser ausgefüllte Musterbrief wird bei den Personalunterlagen des Kindes in der Einrichtung aufbewahrt, alle beteiligten Mitarbeiter werden informiert. Es wird abgeklärt, ob eine Schulung der Mitarbeiter notwendig ist<br>3. Das Medikament wird gekennzeichnet mit Namen, Darreichungsform, Einzeldosierung und bei welchen Beschwerden es angewandt werden soll. Die Aufbewahrung erfolgt nach den Herstellerangaben (z. B. in einer „Hausapotheke") auf jeden Fall sicher vor dem Zugriff der Kinder. Eine Änderung in der Medikation wird immer schriftlich dokumentiert und allen beteiligten Mitarbeitern mitgeteilt<br>4. Verlässt das Kind den Kindergarten oder ist die Medikation nicht mehr erforderlich, nehmen die Eltern das Medikament wieder mit |

# Anhang

| Stand: 01/2020 | Version 1a | Seite 1 von 12 |
|---|---|---|
| 9.0 | Spielsand | • Es ist auf die Qualität des Sandes zu achten, er darf nicht durch Schadstoffe belastet sein. Es ist zu empfehlen, dass vom Lieferanten (bei Neubefüllung) die Qualität des Spielsandes durch ein Zertifikat ausgewiesen wird<br>• **Schutz des Sandes vor Verunreinigungen**<br>– Sicherung gegen den Zulauf von Hunden und Katzen (Einzäunung)<br>– Sandkästen über Nacht und am Wochenende abdecken<br>– Häufiges Harken zur Reinigung und Belüftung des Sandes<br>– Regelmäßige visuelle Kontrollen auf Verunreinigungen aller Art<br>• Sand regelmäßig auswechseln, Runderlasse und **Vorgaben der einzelnen Bundesländer diesbezüglich beachten und umsetzen** |
| 10. | Schimmelbefall | • Bei Schimmelbefall von Wänden, Böden und Decken oder Emission von Raumluftschadstoffen (z. B. Lösungsmittel von Farben) ist zunächst die Ursache zu ermitteln. Nur so sind längerfristig wirksame Abhilfemaßnahmen möglich<br>• Bei z. B. Feuchtigkeitsschäden und vorkommendem Schimmelpilzbefall ist durch den Eigentümer oder sonstigen Inhaber eine Untersuchung der Ursache durchzuführen, damit neben der Entfernung des Schimmels auch der ursächliche Mangel beseitigt wird<br>• Bei größeren Problemen sollte eine Benachrichtigung des Gesundheitsamtes erfolgen |

| Stand: 01/2020 | Version 1a | Seite 1 von 12 |
|---|---|---|
| 11. | Tätigkeits- und Aufenthaltsverbote, Verpflichtungen und Meldungsvorschriften für Personal und Betreute | • Nach § 34 IFSG bestehen eine Reihe von Tätigkeits- und Aufenthaltsverboten, Meldungsvorschriften und Verpflichtungen für Mitarbeiter, Kinder und verantwortliche Personen in Gemeinschaftseinrichtungen, die dem Schutz vor der Übertragung infektiöser Erkrankungen dienen<br>• Dabei handelt es sich bei den im § 34 aufgelisteten Krankheiten und Krankheitserregern um solche, die in Gemeinschaftseinrichtungen leicht übertragen werden können<br>• Das Ziel ist durch rechtzeitige Information geeignete Schutzmaßnahmen zu ergreifen, um weitere Infektionen zu verhindern. Daher müssen diese Inhalte des IfSG allen bekannt sein<br>1) Personen, die an<br>  1. Cholera<br>  2. Diphtherie<br>  3. Enteritis durch enterohämorrhagische E. coli (EHEC)<br>  4. virusbedingtem hämorrhagischen Fieber<br>  5. Haemophilus influenzae Typ b-Meningitis<br>  6. Impetigo contagiosa (Eiterflechte)<br>  7. Keuchhusten<br>  8. ansteckungsfähiger Lungentuberkulose<br>  9. Masern<br>  10. Meningokokken-Infektion<br>  11. Mumps<br>  12. Paratyphus<br>  13. Pest<br>  14. Poliomyelitis<br>  14a. Röteln<br>  15. Scharlach oder sonstigen Streptococcus pyogenes-Infektionen<br>  16. Shigellose<br>  17. Skabies (Krätze)<br>  18. Typhus abdominalis<br>  19. Virushepatitis A oder E<br>  20. Windpocken |

| Stand: 01/2020 | Version 1a | Seite 1 von 12 |
|---|---|---|
| | | Erkrankt oder dessen verdächtig oder die verlaust sind, dürfen in den in § 33 genannten Gemeinschaftseinrichtungen keine Lehr-, Erziehungs-, Pflege-, Aufsichts- oder sonstige Tätigkeiten ausüben, bei denen sie Kontakt zu den dort Betreuten haben, bis nach ärztlichem Urteil eine Weiterverbreitung der Krankheit oder der Verlausung durch sie nicht mehr zu befürchten ist<br>Satz 1 gilt entsprechend für die in der Gemeinschaftseinrichtung Betreuten mit der Maßgabe, dass sie die dem Betrieb der Gemeinschaftseinrichtung dienenden Räume nicht betreten, Einrichtungen der Gemeinschaftseinrichtung nicht benutzen und an Veranstaltungen der Gemeinschaftseinrichtung nicht teilnehmen dürfen. Satz 2 gilt auch für Kinder, die das 6. Lebensjahr noch nicht vollendet haben und an infektiöser Gastroenteritis erkrankt oder dessen verdächtig sind<br>2) Ausscheider von<br>  1. Vibrio cholerae O 1 und O 139<br>  2. Corynebacterium spp., Toxinbildend<br>  3. Salmonella typhi<br>  4. Salmonella paratyphi<br>  5. Shigella spp.<br>  6. enterohämorrhagischen E. coli (EHEC)<br>Dürfen nur mit Zustimmung des Gesundheitsamtes und unter Beachtung der gegenüber dem Ausscheider und der Gemeinschaftseinrichtung verfügten Schutzmaßnahmen die dem Betrieb der Gemeinschaftseinrichtung dienenden Räume betreten, Einrichtungen der Gemeinschaftseinrichtung benutzen und an Veranstaltungen der Gemeinschaftseinrichtung teilnehmen |

| Stand: 01/2020 | Version 1a | Seite 1 von 12 |
|---|---|---|

3) Absatz 1 Satz 1 und 2 gilt entsprechend für Personen, in deren Wohngemeinschaft nach ärztlichem Urteil eine Erkrankung an oder ein Verdacht auf
1. Cholera
2. Diphtherie
3. Enteritis durch enterohämorrhagische E. coli (EHEC)
4. virusbedingtem hämorrhagischem Fieber
5. Haemophilus influenzae Typ b-Meningitis
6. ansteckungsfähiger Lungentuberkulose
7. Masern
8. Meningokokken-Infektion
9. Mumps
10. Paratyphus
11. Pest
12. Poliomyelitis
12a. Röteln
13. Shigellose
14. Typhus abdominalis
15. Virushepatitis A oder E
16. Windpocken

Aufgetreten ist

4) Wenn die nach den Absätzen 1 bis 3 verpflichteten Personen geschäftsunfähig oder in der Geschäftsfähigkeit beschränkt sind, so hat derjenige für die Einhaltung der diese Personen nach den Absätzen 1 bis 3 treffenden Verpflichtungen zu sorgen, dem die Sorge für diese Person zusteht. Die gleiche Verpflichtung trifft den Betreuer einer von Verpflichtungen nach den Absätzen 1 bis 3 betroffenen Person, soweit die Erfüllung dieser Verpflichtungen zu seinem Aufgabenkreis gehört

5) Wenn einer der in den Absätzen 1, 2 oder 3 genannten Tatbestände bei den in Absatz 1 genannten Personen auftritt, so haben diese Personen oder in den Fällen des Absatzes 4 der Sorgeinhaber der Gemeinschaftseinrichtung hiervon unverzüglich Mitteilung zu machen. Die Leitung der Gemeinschaftseinrichtung hat jede Person, die in der Gemeinschaftseinrichtung neu betreut wird, oder deren Sorgeberechtigte über die Pflichten nach Satz 1 zu belehren

| Stand: 01/2020 | Version 1a | Seite 1 von 12 |
|---|---|---|
| | | 6) Werden Tatsachen bekannt, die das Vorliegen einer der in den Absätzen 1, 2 oder 3 aufgeführten Tatbestände annehmen lassen, so hat die Leitung der Gemeinschaftseinrichtung das Gesundheitsamt, in dessen Bezirk sich die Gemeinschaftseinrichtung befindet, unverzüglich zu benachrichtigen und krankheits- und personenbezogene Angaben zu machen. Dies gilt auch beim Auftreten von zwei oder mehr gleichartigen, schwerwiegenden Erkrankungen, wenn als deren Ursache Krankheitserreger anzunehmen sind. Eine Benachrichtigungspflicht besteht nicht, wenn der Leitung ein Nachweis darüber vorliegt, dass die Meldung des Sachverhalts nach § 6 bereits erfolgt ist<br>7) Die zuständige Behörde kann im Einvernehmen mit dem Gesundheitsamt für die in § 33 genannten Einrichtungen Ausnahmen von dem Verbot nach Absatz 1, auch in Verbindung mit Absatz 3, zulassen, wenn Maßnahmen durchgeführt werden oder wurden, mit denen eine Übertragung der aufgeführten Erkrankungen oder der Verlausung verhütet werden kann<br>8) Das Gesundheitsamt kann gegenüber der Leitung der Gemeinschaftseinrichtung anordnen, dass das Auftreten einer Erkrankung oder eines hierauf gerichteten Verdachtes ohne Hinweis auf die Person in der Gemeinschaftseinrichtung bekannt gegeben wird<br>9) Wenn in Gemeinschaftseinrichtungen betreute Personen Krankheitserreger so in oder an sich tragen, dass im Einzelfall die Gefahr einer Weiterverbreitung besteht, kann die zuständige Behörde die notwendigen Schutzmaßnahmen anordnen<br>10) Die Gesundheitsämter und die in § 33 genannten Gemeinschaftseinrichtungen sollen die betreuten Personen oder deren Sorgeberechtigte gemeinsam über die Bedeutung eines vollständigen, altersgemäßen, nach den Empfehlungen der Ständigen Impfkommission ausreichenden Impfschutzes und über die Prävention übertragbarer Krankheiten aufklären |

| Stand: 01/2020 | Version 1a | Seite 1 von 12 |
|---|---|---|
| | | 10a) Bei der Erstaufnahme in eine Kindertageseinrichtung haben die Personensorgeberechtigten gegenüber dieser einen schriftlichen Nachweis darüber zu erbringen, dass zeitnah vor der Aufnahme eine ärztliche Beratung in Bezug auf einen vollständigen, altersgemäßen, nach den Empfehlungen der Ständigen Impfkommission ausreichenden Impfschutz des Kindes erfolgt ist. Wenn der Nachweis nicht erbracht wird, benachrichtigt die Leitung der Kindertageseinrichtung das Gesundheitsamt, in dessen Bezirk sich die Einrichtung befindet, und übermittelt dem Gesundheitsamt personenbezogene Angaben. Das Gesundheitsamt kann die Personensorgeberechtigten zu einer Beratung laden. Weitergehende landesrechtliche Regelungen bleiben unberührt. <br> 11) Bei Erstaufnahme in die erste Klasse einer allgemein bildenden Schule hat das Gesundheitsamt oder der von ihm beauftragte Arzt den Impfstatus zu erheben und die hierbei gewonnenen aggregierten und anonymisierten Daten über die oberste Landesgesundheitsbehörde dem Robert Koch-Institut zu übermitteln |
| 12. | Händewaschen | Händereinigung ist durchzuführen: <br> • zum Arbeitsbeginn, <br> • vor Umgang mit Lebensmitteln, <br> • vor dem Essen, <br> • bei Verschmutzung, <br> • nach Toilettenbenutzung, <br> • nach Tierkontakt <br> • nach Hilfestellung beim Toilettengang |

| Stand: 01/2020 | Version 1a | Seite 1 von 12 |
|---|---|---|
| 13. | Händedes-infektion | **Die hygienische Händedesinfektion der Mitarbeiter ist z. B. erforderlich:**<br>• Nach Kontakt mit Blut, Stuhl, Urin, Erbrochenem und anderen Körperausscheidungen (z. B. nach dem Windeln oder Maßnahmen in Zusammenhang mit der Toiletten-/Töpfchenbenutzung durch Kinder),<br>• Nach Kontakt mit Kindern, die an Durchfallerkrankungen leiden. Auch wenn dabei Handschuhe getragen werden, müssen die Hände nach Ablegen der Handschuhe desinfiziert werden,<br>• Vor dem Anlegen von Pflastern, Verbänden<br>**Durchführung:**<br>• Eine ausreichende Menge des Desinfektionsmittels in die trockenen Hände einreiben, dabei Fingerkuppen, Fingerzwischenräume, Daumen und Nagelfalze besonders berücksichtigen<br>• Während der vom Hersteller geforderten Einwirkzeit (in der Regel 15–30 s) müssen die Hände vom Desinfektionsmittel feucht gehalten werden<br>• Sichtbare grobe Verschmutzungen (z. B. durch Ausscheidungen) sind vor der Desinfektion mit einem desinfektionsmittelgetränkten Zellstoff oder Einmaltuch zu entfernen<br>• Die Verwendung von Einmalhandschuhen ist bei vorhersehbarem Kontakt mit Ausscheidungen und Blut obligat |

| Stand: 01/2020 | Version 1a | Seite 1 von 12 |
|---|---|---|
| 14. | § 42 Tätigkeits- und Beschäftigungsverbote | 1) Personen, die<br>1. an Typhus abdominalis, Paratyphus, Cholera, Shigellenruhr, Salmonellose, einer anderen infektiösen Gastroenteritis oder Virushepatitis A oder E erkrankt oder dessen verdächtig sind,<br>2. an infizierten Wunden oder an Hautkrankheiten erkrankt sind, bei denen die Möglichkeit besteht, dass deren Krankheitserreger über Lebensmittel übertragen werden können,<br>3. die Krankheitserreger Shigellen, Salmonellen, enterohämorrhagische Escherichia coli oder Choleravibrionen ausscheiden, dürfen nicht tätig sein oder beschäftigt werden<br>   a) beim Herstellen, Behandeln oder Inverkehrbringen der in Absatz 2 genannten Lebensmittel, wenn sie dabei mit diesen in Berührung kommen, oder<br>   b) in Küchen von Gaststätten und sonstigen Einrichtungen mit oder zur Gemeinschaftsverpflegung<br>Satz 1 gilt entsprechend für Personen, die mit Bedarfsgegenständen, die für die dort genannten Tätigkeiten verwendet werden, so in Berührung kommen, dass eine Übertragung von Krankheitserregern auf die Lebensmittel im Sinne des Absatzes 2 zu befürchten ist. Die Sätze 1 und 2 gelten nicht für den privaten hauswirtschaftlichen Bereich<br>2) Lebensmittel im Sinne des Absatzes 1 sind<br>1. Fleisch, Geflügelfleisch und Erzeugnisse daraus<br>2. Milch und Erzeugnisse auf Milchbasis<br>3. Fische, Krebse oder Weichtiere und Erzeugnisse daraus<br>4. Eiprodukte<br>5. Säuglings- und Kleinkindernahrung<br>6. Speiseeis und Speiseeishalberzeugnisse<br>7. Backwaren mit nicht durchgebackener oder durcherhitzter Füllung oder Auflage<br>8. Feinkost-, Rohkost- und Kartoffelsalate, Marinaden, Mayonnaisen, andere emulgierte Soßen, Nahrungshefen |

| Stand: 01/2020 | Version 1a | Seite 1 von 12 |
|---|---|---|
| | | 9. Sprossen und Keimlinge zum Rohverzehr sowie Samen zur Herstellung von Sprossen und Keimlingen zum Rohverzehr<br>3) Personen, die in amtlicher Eigenschaft, auch im Rahmen ihrer Ausbildung, mit den in Absatz 2 bezeichneten Lebensmitteln oder mit Bedarfsgegenständen im Sinne des Absatzes 1 Satz 2 in Berührung kommen, dürfen ihre Tätigkeit nicht ausüben, wenn sie an einer der in Absatz 1 Nr. 1 genannten Krankheiten erkrankt oder dessen verdächtig sind, an einer der in Absatz 1 Nr. 2 genannten Krankheiten erkrankt sind oder die in Absatz 1 Nr. 3 genannten Krankheitserreger ausscheiden<br>4) Das Gesundheitsamt kann Ausnahmen von den Verboten nach dieser Vorschrift zulassen, wenn Maßnahmen durchgeführt werden, mit denen eine Übertragung der aufgeführten Erkrankungen und Krankheitserreger verhütet werden kann |

## Wichtige Kontaktdaten (Tab. A1.1)

**Tab. A1.1** Wichtige Kontaktdaten auf einen Blick

| Name/Institution | Telefon | E-Mail |
|---|---|---|
| Notruf Rettungsdienst | 112 | |
| Notruf Polizei | 110 | |
| Polizeirevier (nächstgelegenes) | | |
| Notruf Feuerwehr | 112 | |
| Kinderarzt | | |
| Kindernotdienst | | |
| Kindernotaufnahme des nächstgelegenen Kinderkrankenhauses | | |
| Giftnotrufzentrale | | |

(Fortsetzung)

**Tab. A1.1** (Fortsetzung)

| Name/Institution | Telefon | E-Mail |
|---|---|---|
| | | |
| | | |
| | | |
| | | |
| | | |
| | | |
| | | |
| | | |
| | | |
| | | |
| | | |
| | | |
| | | |
| | | |
| | | |
| | | |
| | | |
| | | |
| | | |
| | | |
| | | |
| | | |
| | | |
| | | |
| | | |
| | | |

# Weiterführende Internetseiten

Berufsgenossenschaft für Gesundheitsdienst und Wohlfahrtspflege (www.bgw-online.de)
Bundesamt für Gesundheit (BAG) des Eidgenössischen Departements des Innern (www.bag.admin.ch)
Bundesamt für Risikobewertung (www.bfr.bund.de)
Bundesministerium für Gesundheit Österreichs (www.bmg.gv.at)
Bundesministerium für Justiz und Verbraucherschutz (www.gesetze-im-internet.de)
Bundesministerium für Verbraucherschutz und Lebensmittelsicherheit (www.bvl.bund.de)
Bundeszentrale für gesundheitliche Aufklärung (www.bzga.de)
Deutsche Gesellschaft für Kinder und Jugendmedizin e. V. (www.dgkj.de)
Deutsche Gesellschaft für pädiatrische Infektiologie e. V. (www.dgpi.de)
Deutsches Beratungszentrum für Hygiene (www.bzh-freiburg.de)
Infektionsschutz (www.infektionsschutz.de)
Kitahygiene (www.kitahygiene.de)
Öffentlicher Gesundheitsdienst Baden-Württemberg (www.gesundheitsamt-bw.de)
Robert Koch-Institut (www.rki.de)
Verbund für angewandte Hygiene e. V. (www.vah-online.de)

© Springer-Verlag GmbH Deutschland, ein Teil von Springer Nature 2020
R. Giemulla und S. Schulz-Stübner, *Hygiene in Kindertagesstätten*, https://doi.org/10.1007/978-3-662-60828-9

# Stichwortverzeichnis

**A**
Arbeitsvorgang
  nicht reiner, 57
  reiner, 57
Arztbesuch, 71

**B**
Bezugswechselverfahren, 20

**D**
Desinfektion, 19
Dreitagefieber, 80
Durchfall, 73
Durchfallerreger, 2

**E**
Einmalschutzhandschuhe, 13
Erbrechen, 73
Erreger, typische, 1
Erste Hilfe, 85

**F**
Fieber, 75
Fieberkrampf, 75
Flasche, 55

**H**
HACCP-Konzept, 43
Händedesinfektion, 8
Händedesinfektionsmittelspender, 16
Händewaschen, korrektes, 9
Hand-Mund-Einheit, 1
Hand-Mund-Fuß-Krankheit, 82
Hautproblem, 12
Herz-Kreislauf-Stillstand, 85
Hirnhautentzündung, 81
Husten, 72

**I**
Impfkalender, 92
Infektionskette, 1
Infektionsquelle, 2

**K**
Keuchhusten, 80
Krampfkind, 75
Küche, 20, 44
  Arbeitskleidung, 50

© Springer-Verlag GmbH Deutschland, ein Teil von
Springer Nature 2020
R. Giemulla und S. Schulz-Stübner, *Hygiene in Kindertagesstätten*, https://doi.org/10.1007/978-3-662-60828-9

Dokumentation, 46
Händedesinfektion, 50
Händehygiene, 49
Personalhygiene, 47
Putztücher, 57

**L**
Lebensmittel
  Auftauen, 52
  besondere, 51
  Fremdküche, 55
  Frischmilch, 53
  Warenannahme, 50
  Zubereitung, 52

**M**
Mandelentzündung, 76
Masern, 77
Medikament, 29
Mittagsschlaf, 26
Mittelohrentzündung, 77
Mumps, 81
Muttermilch, 54

**N**
Norovirus, 73

**P**
Planschbecken, 27

**R**
Reinigung, 19
Rhinovirus, 72
Rotavirus, 73
Röteln, 78
Rückstellprobe, 56

**S**
Sauger, 55
Säuglingsnahrung, 53
Schädling, 59
Schädlingsbefall, 60
Scharlach, 76
Schnupfen, 72
Spielsand, 26
Spielzeug, 22
Sprühdesinfektion, 23
Sprüh-Extraktionsmethode, 22

**T**
Tierhaltung, 26
Toilette, 20
Tröpfcheninfektion, 4

**U**
Übelkeit, 73

**V**
Vaporisator, 55
Vektor, 3
Verletzung, 87

**W**
Wandspender, 16
Wasserhygiene, 27
Wickeln, 16
Windpocken, 79
Wundversorgung, 87

**Z**
Zähneputzen, 25

The manufacturer's authorised representative in the EU is Springer
Nature Customer Service Centre GmbH, Europaplatz 3, 69115 Heidelberg,
Germany. If you have any concerns regarding our products, please
contact ProductSafety@springernature.com

Printed and bound by CPI Group (UK) Ltd, Croydon, CR0 4YY

25/03/2026

02078196-0002